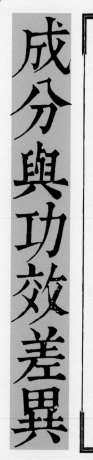

指標中藥材經典炮製

成分與功效差異

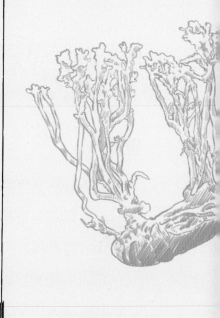

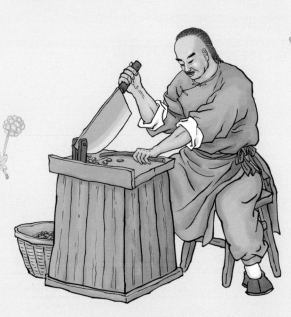

五南圖書出版公司 印行

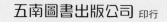

作者簡介

作者：

林南海 博士（Lin Nan-hei Ph. D.）

現職：

東森自然美生物科技股份有限公司執行長

東森集團與臺灣大學產學合作研發中心主任

元培醫事科技大學生物科技暨製藥技術系兼任副教授

亞洲生技美容協會祕書長

財團法人中華天然藥物安全推廣基金會祕書長

國立中興大學博士學位考試委員會委員

臺灣中國醫藥導報編輯諮詢顧問

兩岸四地中醫藥科技合作中心常務理事

香港桂港東盟中醫藥促進會榮譽會長

學歷：

國立中興大學生物科技學研究所博士

私立嘉南藥理科技大學生物科技研究所碩士

私立嘉南藥理科技大學藥學系

經歷：

教育部部定副教授

教育部部定助理教授

曾任職衛生福利部中醫藥司

全國公務人員協會副理事長

衛生福利部公務人員協會理事長

中華民國衛生教育學會副祕書長

出版著作：

認識常用中藥 1 ～ 3 輯

臺灣中藥 GMP 實施概況暨藥廠簡介

中草藥管理法規解釋彙編

中藥品質安全及發展策略

臺灣中藥基準方圖鑑

臺灣中藥酒基準方圖鑑

專長領域：

中藥行政管理

中藥材基原鑑定

中藥材炮製技術

中草藥有效成分提取技術

藥廠軟硬體規劃及管理

藥品行銷及衛生教育

中草藥產品研發及行銷管理

中草藥化妝品開發與運用

作者序

中醫藥係爲中國的傳統醫藥，有著悠久的歷史，內容極其豐富，係現代替代醫學的首選，而中醫藥又首重用藥，中藥皆取自動物、植物及礦物等天然物，易受到產地、栽種、採收時節及儲藏條件的影響，致使藥材品質有著明顯的差異性。有感中藥材要發揮其獨特的功效，首重炮製，而炮製需依藥材屬性施予各種能提升療效、降低毒性的炮製方法，最重要的炮製是使藥材改變其藥性，其工程包括炮製後「四氣五味的改變、藥性的升降浮沉異位、歸經的改變、降其毒性、糾其偏性、增加功效」。炮製技術能使藥材發生相應的改變，炮製得宜功效能事半功倍，不道地則無功，太過則損性，故本書擇定常用指標性藥材六十餘種，編撰其經典炮製的過程，剖析炮製後成分的改變，探究臨床應用上功效的差異性，讓消費者透澈認識中藥材的奧妙，進而讓臨床中醫師依藥性得到正確用藥，使中藥材經營者了解中藥材炮製的眞諦。

本書有系統性地編撰，從藥材基原確定到認識性狀、組織鑑別，說明藥材各種炮製技術的流程，最值得探究的是炮製後藥材成分增減的改變及臨床應用上功效的差異性，最能讓有興趣者眞正了解道地藥材炮製的原由，適合臨床中醫師探究藥材的奧祕，更能讓消費者了解道地中藥材炮製的工程，並可讓研究者了解天然物的中藥材炮製後功效的差異，提升鑽研成分的再現性，進而研發新療效、新藥用部位、新複方及新使用途徑等之新藥或植物藥的開發。

爲使本書更具可讀性，其編撰方式深入淺出，內容極其豐富，堪稱爲兼具實用性與學術性的中藥炮製專書，值得中醫藥界與對中藥材有興趣之人士閱覽收藏，尤其中藥材經營業者更需擁有；能了解於原產地採購時可即時依藥材屬性施予各種炮製工程，以確保最優良的道地中藥材，讓中藥房經營業者可依消費者所需，調配炮製後的道地中藥材，以達到藥到病除的眞諦。

　　從藥材炮製工程解開中藥材炮製後功效差異的神祕面紗！本書的出版盼能得到中醫藥界先進前輩的斧正。

林南海 博士

謹誌

2021 年 10 月 12 日

目 錄

Contents

Ⅱ 種子類 · 果實類 Semen et Fructus ▶ 159

Contents IX

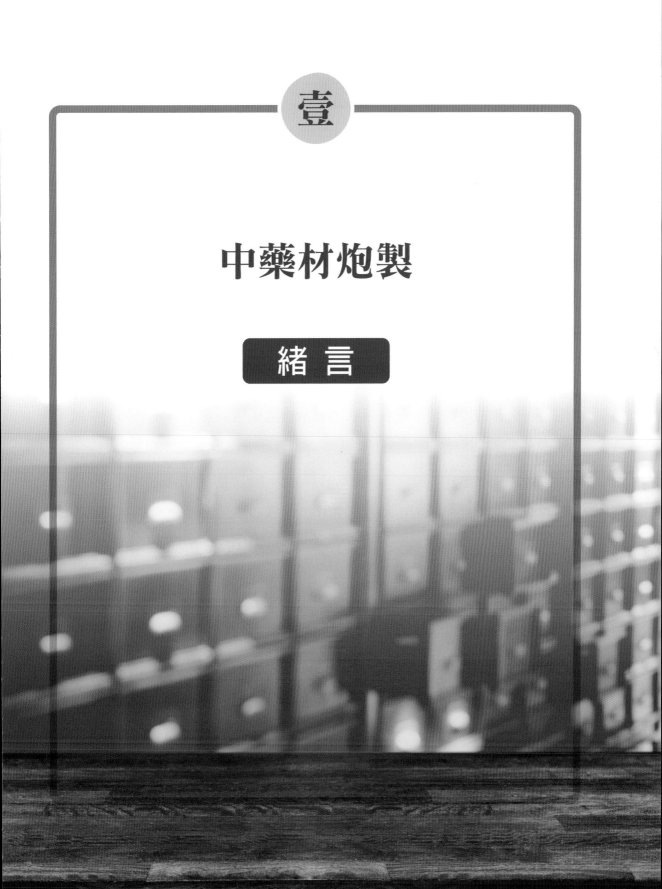

壹

中藥材炮製

緒 言

一、中藥材炮製的源起與發展

　　中藥的炮製與中醫藥的知識一樣，是歷代五千年先人所流傳下來的瑰寶、經驗與智慧的結晶。當我們的傳統受到歐美科學的啟蒙而開始發展之後，老祖宗的智慧是否能禁得起現代科學的驗證，是否能找出較進步的方法注入科學，來取代過時的傳統方法，達到事半功倍又能增強效能的用意，是身為炎黃子孫的我們亟需思考的問題，以好的方法建立起標準的操作程序使其源遠流長，保存下來供世世代代的運用。

　　中藥炮製的發展自春秋戰國至漢朝，再至三國時期的唐朝往後發展至宋元明清，時至今日現代中藥炮製技術的成熟期，是中醫藥遺產的組成部分，數千年來對炎黃子孫預防疾病及治病起了重大的作用，部分科學的驗證證明了中藥材炮製後藥效的差異性，在在證明中醫治病臨床用藥安全有效。如同中國第一部藥書《神農本草經》序例寫道：「藥有毒無毒，陰乾暴乾，採造時月、生熟、土地所出，真偽陳新，並各有法。若有毒宜製，可用相畏相殺，不爾勿合用。」中國名醫張仲景也認為藥物都需燒、煉、炮、炙，「生熟有定，或須皮去肉，或去皮須肉，或須根莖，或須花實，依方揀採治削，極令淨潔」。後時代有關中藥材炮製的論述更是繁多，說明中藥炮製學源遠流長，逐步形成了一門獨特的製藥技術。

　　中藥材炮製在古時候被稱作為炮炙，係由於古人處理藥材時主要用火加熱，炙亦為用火焙烤所致，才有往後的炮製技術專書記載稱為「炮炙論」、「炮製論」，最早係為了降低藥材的毒性，隨著歷史的演進，科學技術的進步，特別是醫療技術日益精進的發展，炮製的內容也隨之豐富起來，經炮製專家與之相輝映，使炮製方法和操作技術更臻完善成熟。

　　藥材炮製的源起，與古人發現「火」是分不開的。火的利用，使人類從「茹毛飲血」的時代進入「熟食」的時代，熟食可以增進人體消化的過程，減少腸

胃系統疾病的發生，對醫藥衛生方面影響更大。熟食的演進如穀物熟食的蒸炒法和肉類熟食的炮炙法等，這些熟食法的製作技能為早期中藥採用高溫處理的「炮製法」、「藥炒法」的出現創造了基本條件。

　　後為縮短炮製的時間佐以輔料，酒是用於炮製中藥的輔料及製藥的溶媒之一，可以增加提取物的量，也可快速增加炮製的溫度。因而古人在長期生活應用中，對酒的作用已有一定的體驗和認識，除了直接飲用增加人體溫度外，酒也可直接用來醫病，甚至有藥引之說，可增加一定的療效；或有製藥的溶劑添加中藥材製成「藥酒」抗病。

　　中國醫藥是結合「症」與「處方」之治療醫學，亦即對症療法；換言之，即今日所謂之處方學，然而在處方與對症之前，都需了解處方中各藥物之藥性及藥效，才能得心應手，運用自如，而達到對症下藥的境界。張仲景的《傷寒論》所論諸方，對劇毒藥的炮製更為重視，如附子之用火炮，大黃之用酒蒸，厚朴之用薑炙和麻黃去節，杏仁去皮尖，虻蟲去翅足等等。而且還在《金匱玉函經》中指出，藥材「有須燒煉炮製，生熟有定，一如後法……」，這就明確反映了以生熟為主的炮製基本內容。到魏晉南北朝，藥材的炮製重點，已移到藥性的處理上，以《雷公炮炙論》為代表，總結了前人的經驗，闡述了各種藥材的火製、水製、水火共製的炮製方法，表明了這時的炮製方法較多而又細緻。唐代孫思邈著《備急千金要方》又歸納各種炮製相同的藥材，分條敘述，從而在炮製學術上逐漸形成一個體系。這在整個炮製發展過程中，確是一個重要的歷史階段。

　　宋代在炮製方面，發展較快，《太平惠民和劑局方》對藥材炮製加工技術做了較詳細的敘述，並將它列入法定的製藥範圍，對保證藥材品質的規格，起了很大的作用。

　　明代陳嘉謨的《本草蒙荃》和李中梓的《本草通玄》，均對炮製理論做了系統的歸納。陳嘉謨還具體地指出：「製藥貴在適中，不及則功效難求，太過

則氣味反失……」至於具體操作方法，李時珍《本草綱目》則集其大成。中藥炮製法之技術爲我傳統醫藥之特色，藥物若缺少炮製過程，則難達到預期之療效；亦即經炮製後之藥物不但藥性會有所改變，藥效亦隨之改變。因此中藥材需經過種種之加工，方能應用在臨床治療之處方，具有悠久歷史之傳統中藥炮製法，均爲代代相傳源遠流長迄今，中藥材炮製被視爲中醫藥治療的基石。

二、中藥材炮製的目的

大多數的植物、動物和礦物等原生藥，一般不宜直接調配，特別是一些有刺激性或毒性的藥材，必須經過一定的加工處理方能使用，以避免產生副作用。因此，必須以去粗取精、去僞存眞的原則進行處理，才能符合治療需要的要求，以及充分發揮其療效。對於少數毒性和烈性藥的合理炮製，則更是確保用藥安全的一項重要措施。

爲了充分發揮中藥防治疾病的作用，並克服某些毒副反應，保證安全有效，中藥材在使用前必須根據病情和實際需要，採用不同的方法進行炮製處理。中藥炮製的目的是多方面的，往往一種炮製方法或者炮製一種藥物同時可具有幾方面的目的，這些不同的炮製目的雖有主次之分，但彼此間往往又有密切的聯繫。

某些藥物雖有較好的療效，但也存在一定的毒性或副作用，通過炮製則可降低或消除其毒性和副作用，使服用後既達到應有的療效，又不致產生不良的反應。如草烏生用是大毒，經用豆腐炮製後，毒性顯著降低又保持其固有的療效；柏子仁具寧心安神、滑腸通便作用，如果要用於治療失眠而又需避免病人產生滑腸，則可將柏子仁去油製霜，以消除其致瀉的副作用。

爲了適應患者病情和體質等不同需要，對某些藥物通過炮製來改變或緩和其性能，以達到治療目的。如麻黃生用辛散解表作用較強，蜜炙後辛散解表作用緩和，而止咳平喘作用增強；蒲黃生用活血破瘀，炒炭用對實驗動物能縮短

其出血時間和凝血時間，達到炒炭增強止穩中有降作用的臨床目的；地黃生用性寒涼血，製後則溫而補血。

中藥除了通過配伍和製成一定的型外，還可通過炮製手段來提高其療效。如延胡索醋製增強其生物鹼在水中的溶解度；蜜炙款冬花，由於蜂蜜的協同，可增強潤肺止咳作用；自然銅煅淬後，可增強散瘀止痛作用。中醫對疾病的症狀通常以經絡臟腑來歸納，對藥物作用的趨向則以升降浮沉來表示。藥物通過炮製，可引藥歸經或改變作用趨向。如大黃本為下焦藥，酒炙後可清上焦之實熱；柴胡、香附經醋製後有助於引藥入肝，更有效地治療肝經疾病；小茴香、橘核經鹽製後，有助於引藥入腎，能更好地發揮治療腎經疾病的作用。

而某些藥材，體積較大，質地堅硬，如雞血藤、厚朴、藿香、絲瓜絡、磁石、虎骨、羚羊角等。這些藥材必須經過加工處理後，製成一定規格的飲片，才便於配方和製劑。中藥在採購、運輸、保管過程中常混有沙泥、雜質、黴敗品或殘留非藥用部分。因此，在炮製前，必須經過分離和洗刷，使其達到一定的淨度，以保證臨床用藥劑量的準確。如根與根莖類藥的蘆頭（殘留莖基）、皮類藥的粗皮（栓皮）、動物類藥的頭、足、翅等均應除去。有的雖是同一種植物，但由於部位不同其作用也不一樣。如麻黃，莖發汗，根止汗，故需分開。藥物經過加熱處理還可以進一步乾燥或殺死蟲卵（如桑螵蛸）等，有利於貯藏。有些含有苷類成分的藥物，經加熱處理後，能使與苷類共存的酶失去活性。如黃芩在切製前蒸 1 分鐘，以滅酶保苷，利於久貯。

關於炮製的主要目的，可歸納如下幾點：

第一，保證藥材的潔淨度利於貯存

中藥在採收、運輸、保管等各環節中常會混入泥沙、非藥用部位等雜質，或混有一些潰爛部位、蟲蛀等變質品。為了增進療效，保障用藥安全有效，必須提高藥物的清淨度，確保用藥品質。

● 淨選、清洗、水飛、提淨、昇華製霜等炮製方法，提高藥物的淨度。

● 採用加熱炮製如烘、炒等處理後，含水量降低，可以防止黴變。

● 採用蒸、炒等炮製，能殺死蟲卵，防止孵化，如桑螵蛸。

● 採用炒、蒸或燁等加熱炮製處理，破壞酶的活性，使其中與苷共存的酶失去活性，避免貯藏過程中被酶解而使療效降低，以保存藥效，如牛蒡子、黃芩、苦杏仁等。

● 去除泥沙雜質、殘留的非藥用部位和黴敗品，保證臨床用藥的衛生和劑量的準確。

● 分離不同藥用部位，保證藥效準確發揮。

● 加熱乾燥，或殺死蟲卵，利於貯藏保管。

藥材經過淨選加工，如植物藥去泥沙雜質，去毛、皮、蘆頭、栓皮、心核；動物藥去頭足翅；礦物藥去泥土雜石等非藥用部分，可保證藥材達到一定淨度和臨床用藥劑量的準確。有的藥經加熱處理殺死蟲卵，或使與苷共存的酶失去活性，利於貯藏，如桑螵蛸和荔枝核。

第二，降低或消除藥材的毒性及副作用

1. 炮製除去或降低藥物毒性

● 方法：浸漬，漂洗，清蒸，單煮，加入輔料共同蒸、煮等。

● 原理：降低毒性成分含量；改變毒性成分結構；加入輔料降低毒性。

● 降低毒性：早在古代《黃帝內經》中就有記載，「秫米半夏湯」的「治半夏」即為經過炮製降低半夏毒性。又如草烏、川烏類生用有大毒，多作外用，經過浸泡、蒸、煮炮製後，其毒性成分雙酯型烏頭鹼，最終水解成親水性氨基醇類的烏頭原鹼，其毒性降低 2,000 ～ 4,000 倍，便可內服。

◉消除毒性：如巴豆、蓖麻子等藥中，含有毒性蛋白，經過加熱炮製，使之變性，以消除毒性。

2. 炮製可除去或降低藥物的副作用

其原理降低或減少其含量。如鵝不食草生用對胃有刺激性，若炒製或蜜製，則可減小其副作用。

◉降低副作用：如蒼朮、枳殼等藥生品辛燥性強，經過麩炒炮製後，所含辛燥成分（揮發油）含量降低，副作用也就降低。

◉消除副作用：如何首烏生品含結合型蒽醌，有滑腸致瀉的作用，若用於補肝腎、益精血時，需蒸製成製首烏，結合型蒽醌被破壞，消除了滑腸致瀉的副作用。如天南星、半夏有毒，生用刺激咽喉，需用薑、明礬等炮製，可減少毒性；柏子仁去油製霜，以消除其滑腸致瀉的副作用。

第三，改變或緩和藥材的藥性以延長療效

1. 炮製緩和藥物偏盛的性味

緩和藥性是指緩和某些藥物的剛烈之性。太寒傷陽，太熱傷陰，過辛耗氣，過甘生溼，過酸損齒，過苦傷胃，過鹹生痰。

2. 炮製可以制約藥材的偏性

加入輔料，調整性味，如蜜炙甘草、蜜炙麻黃等。

◉炮製改變藥性，以達到改變藥物作用的目的，如生地黃，性味苦寒，具清熱、涼血、生津之功，常用於血熱妄行引起的吐衄、斑疹、熱病口渴等症。經蒸製成熟地黃後，其藥性變溫，能補血滋陰、養肝益腎，凡血虛陰虧，肝腎不足所致的眩暈，均可應用。

◉利用高溫處理以後破壞或揮散藥物中的某些成分，適當地減低或改變其原有性能，譬如炒、炭化（製炭）、灰化（煅）、蒸製等方法，皆可使

藥物的某些成分，因高溫而變壞、散失或破壞，而改變其藥效，以期達到治療的目的。止血藥之製炭、生地黃之蒸製滋陰補血等，皆在於改變或緩和藥物的性能，提高其療效。

如生蒲黃，生用行血破瘀，炒炭後可以止血；生地甘寒涼血，製成熟地則微溫補血；麻黃用蜜炙後，可緩和辛散作用，增強止咳平喘作用；淫羊藿用羊油炙後，可增強補腎助陽作用。

第四，改變或增強藥材歸經趨向

藥材經過炮製後，可以改變藥材的性能以改變或增強藥材作用的趨向，尤其是用液體輔料炮製。一般來說，經酒、薑汁炙，能升浮，經醋、鹽炙能沉降，引藥下行，而且醋炙能入肝，鹽炙能入腎。

1. 炮製可以改變藥物作用趨向

如大黃苦寒，為純陰之品。

其性沉而不浮，其用走而不守。經酒製後能引藥上行，先升後降，例如大黃性苦寒，作用趨向沉降，經酒炙後，借酒的升提作用，引藥上行，能清上焦實熱。又如乳香、沒藥、香附等經醋炙後，能引藥入肝，可增強活血散瘀和疏肝止痛的作用。

2. 炮製增強藥物作用趨向

如生萊菔子，升多於降，用於湧吐風痰；炒萊菔子，降多於升，用於降氣化痰，消食除脹。

第五，增強藥材獨特的功能

● 炮製成飲片提高藥效成分溶出率。
● 炮製中的蒸、炒、煮、煆等熱處理亦可增加某些藥效成分的溶出率或殺酶保苷，「逢子必炒」。

● 輔料與藥物起協同作用，增強療效。

● 某些中藥經添加其他輔料炮製後，能增廣其效用或加強其功能。如豆豉本爲酵母製劑，具和中健胃之效，若以麻黃水浸漂，則爲發汗之藥物；又如黃耆、甘草等，經蜂蜜炮炙後，由於蜂蜜含有豐富的營養成分，因此炙黃耆和炙甘草用之於補養劑作用，比用生品對身體更有莫大助益。如大黃本爲下焦藥，酒製後能作清降上焦火邪；柴胡、香附醋製後能引藥入肝；小茴、桔核鹽製能引藥入腎等。

第六，便於調劑製備和服用

在製備時，有些藥材經粉碎後直接入藥，如散劑、片劑、膠囊劑等，有些藥材需經過提取有效成分後入藥。爲了便於調劑和製備，藥材需經淨選、切制、炒、煆、乾燥等方法「依法炮製」成飲片後，才能進一步調劑或製備。

藥物經炮製成飲片後，形狀變得較小而規範，或質地變得酥脆易粉碎，有效成分易溶出，利於煎出，因此便於調劑和製劑。

● 調劑：便於分劑量和調配處方。

● 製劑：便於粉碎和提取有效成分。

● 水製軟化，切製成一定規格的片、絲、段、塊後，可便於調劑時分劑量、配藥方。

● 加熱等處理，使之質地酥脆而便於粉碎。

● 炮製增加其藥效成分的溶出，有利於有效成分提取。

藥材經加工處理成爲片、絲、段、塊；礦物及貝殼類藥物質地堅硬，難於粉碎，不易煎出有效成分，經過煆、淬、研等炮製手段，使藥材便於調劑和製劑；動物類或其他有特殊臭味的藥材，經過酒製、蜜製、醋製、水漂、燙製和炒黃等處理，可達到矯臭、矯味的效果，有利於服用。

第七，矯味矯臭有利於服用

某些動物類藥材（如紫河車、烏賊骨）、樹脂類藥材（如乳香、沒藥）或其他有特殊不良氣味的藥物，往往為病人所厭 ，服後有噁心、嘔吐、心煩等不良反應。

為了便於服用，常用酒炙、醋炙、蜜炙、水漂（漂洗）、麩炒、炒黃等方法炮製，能起到矯臭矯味的效果，有利於病人服用。如漂洗人中白、酒炙烏梢蛇、醋炙乳香、沒藥、蜜炙馬兜鈴、麩炒僵蠶等。

第八，促進或增加藥材的成分釋出

依藥材屬性取適當輔料佐以溶媒處理，使藥材有效成分在液體中容易溶出，快速發揮功效，如酒製或醋製，均能使藥材某些特殊成分快速釋出，例如生物鹼等之溶解度改變，又如藥材切片、煅淬（使質地鬆脆），即便於減少煎煮時間，也能助於煎出有效成分。

三、中藥材常用炮製方法

炮製的分類是隨著炮製方法的不斷發展而產生的。明代繆希雍等編著的《炮炙大法》是一部以製藥為主要內容的書，按照藥物類別分成水、火、土、金、石、草木等類，歷代一般採用此種分類方法。他還把《雷公炮炙論》中的炮製方法歸納為十七種，後世稱為「炮炙十七法」，這十七種炮製方法的含義，概述如下：

- 炮：將藥物置於火上加熱，以煙起為度，如炮薑。
- 爁（音覽）：將藥物置沸水中燙，以種子類藥物能脫去種皮為度，如杏仁。又有謂爁即火焚。
- 煿（音博）：將藥物直接置於火上烘乾。
- 炙：藥物將液體輔料，用小火拌炒至乾，如炙黃耆。

● 煨：藥物用溼面或溼紙色裹，埋火灰中，至包被物焦黑爲度，如煨肉荳蔻。

● 炒：將藥物置鍋中，清炒至黃，以不焦爲度，如炒穀芽。

● 煅：將藥物置炭火中，燒至通紅或灰白色，礦石、介殼類藥材多用此法，如煅赭石、煅牡蠣。

● 煉：將藥物置鍋中用小火煎熬，如煉蜜。礦物藥材置鍋中或罐中用火燒亦稱煉，如煉丹。

● 製：藥物加輔料共製，以克制藥物的偏寒偏熱之性或烈性，達到緩和藥性的目的。

● 度：量藥物長度、直徑的方法，即度量衡裡面的一種。

● 飛：藥物用水研磨爲細粉，加水攪拌，分取上層懸浮的極細粉末，如飛爐甘石。

● 伏：土類，如伏龍肝。

● 鎊：堅硬的藥物用多刃工具製成薄片，如鎊犀角、鎊羚羊角。

● 樧（音殺）：藥物用工具搗擊至破碎。

● 晒：自然光曝晒。

● 曝（音僕）：即曝晒。

● 露：將藥物置露天，任其日晒夜露，如海螵蛸。藥物經水蒸汽蒸餾出的芳香水亦稱露，如金銀花露。

而現代中藥炮製方法，歸納起來大體可分爲一般修製、水製、火製、水火共製和其他製法五大類詳述如下：

1. 一般修製

修製，又稱「潔淨」，是藥材炮製的基本方法之一，包括淨選、切片、粉碎，目的在於清除雜質，並進行整理。

(1) 淨選

●挑選：揀去雜質和非藥用部分及黴敗品，按藥材大小分檔。

●篩選：用適當孔徑的篩籮，篩去雜質；或將藥材大小分檔，除去灰屑。

●風選：用簸箕或其他工具，利用藥材與雜質的輕重不同，借助風力除去雜質及非藥用部分。

●刷淨：用刷子刷去藥材表面的絨毛及泥沙雜質。

●刮除：用刀刮去藥材表面的毛狀物、附著物，或不可供藥用的粗皮、栓皮。

●剔淨：用錐子剔去藥材縫隙內的砂石，或挖去藥材內部不可入藥部分及其他雜質。

●剪切：用剪子或刀除去藥材殘留的非藥用部分，或分開藥用部位。

●碾：用石磨碾磨除去種皮或刺及非藥用部分。

●撞：用布袋裝藥材，加適量小卵石子用力衝撞，除去毛、刺；或是將藥材撞擊紗網、鐵網等，去除土砂及雜質。

●鋸、劈：用鋸子將堅硬藥材鋸短，用斧類厚刃刀具將藥材劈小，以利於再加工和剪熬。

●壓榨：用手工或機器擠壓，將藥材中的油擠出或取其鮮汁。

(2) 切片

中藥切片分手工切與機器切兩種。可根據不同的要求，將軟化的藥材用藥刀或機器切成片、段、塊、絲，或用鉋子將堅硬木質、角質類藥材刨成薄片。切製品的乾燥溫度一般不超過 80℃ 為宜；含揮發油藥材，不超過 50℃ 為宜。乾燥方法分為自然乾燥和人工乾燥兩種。

(3) 粉碎

藥材經粉碎可增大它和溶劑的接觸面積，以便於煎出及吸收。如質地堅硬

不易切片的角質、木質和礦物類藥材，經粉碎後便於煎出或製柳劑用；貴重藥材常粉碎成細粉吞服，便於吸收；需去油製霜的果實種子類藥材，經粉碎後便於去油等。

主要方法：

● 打、搗：將藥材打碎或搗碎。

● 機械粉碎：將藥材用粉碎機粉碎。

● 研：用乳缽或球磨機、鐵研船等，將藥材研成細粉。

● 銼：用銼將堅硬的藥材銼成粉末。

● 飛：用溼法分取藥材極細粉末的方法。可將不溶於水的藥材與水（或藥液）共研細，加入多量的水攪拌後，使較粗的粉粒下沉，細粉混懸於水中先傾出，粗粒再研再飛。傾出的混懸液沉澱後，沉澱物與水分開，乾燥，即成極細的粉末。

粉碎品的規格通常為：

● 粗粉：全部通過 2 號篩，過 4 號篩不超過 40%。

● 中粉：全部通過 4 號篩，過 5 號篩不超過 60%。

● 細粉：全部通過 5 號篩，過 6 號篩不少於 95%。

● 極細粉：全部通過 6 號篩，過 7 號篩不少於 95%。

2. 水製

水製，是用水（包括酒等液體輔料）處理藥材，使其潔淨、軟化，便於切片、粉碎，或藉以降低藥材的毒性和副作用。

主要方法：

● 淘洗：將藥材用清水洗滌，除去泥沙雜質。凡體質疏鬆和具芳香性的藥材，洗滌時應「搶水洗」，不要在水中浸泡過久，以免有效成分流失，降低藥效。

●浸泡：用清水或其他適宜液體輔料，將藥材泡至適當程度，便於切製。浸泡時間，應根據藥材粗細、質地及氣候變化等不同情況，適當掌握，防止水傷、腐敗，影響品質；或為了除去非藥用部分。

●漬：質鬆或經水浸泡易降低療效的藥材，用適量清水或其他液體輔料（酒、鹽水、甘草水等），漬至藥透汁盡，使藥材軟化，便於切片，或改變藥性。

●潤：將經過洗淨或浸泡的藥材，裝入適宜的容器中，用麻袋或溼草袋覆蓋，上面加蓋進行悶潤，或經常噴水，或需燻硫黃，使藥材潤透，便於切片。除必須浸泡者外，一般藥材都應用少泡多潤的方法。

●漂：將藥材放在清水中反覆浸泡，經常換水漂去腥味、鹹味或降低毒性，使達到要求程度。

3. 火製

火製，是將藥材直接或間接置火上加熱，使其乾燥、鬆脆、焦黃或製炭存性。在製作中，依據要求掌握火候，火候分「文火」、「中火」、「武火」。文火即火力小而緩，中火即火力適中，武火即火力大而猛。火製一般包括下列幾個方面：

(1) 炒

將藥材置鍋內加熱翻動，可分為清炒和加輔料炒兩種。

① 清炒：根據炒的要求程度，分為炒黃、炒焦、炒炭三種。

　●炒黃：將藥材置鍋內，用文火炒至表面微黃，能聞到藥材固有的香氣，或炒至藥材鼓起和爆裂為度。

　●炒焦：將藥材置鍋內，用文火或中火炒至外呈焦褐色、內呈黃色。

　●炒炭：將藥材置鍋內，用中火或武火炒至外呈黑色、內呈焦褐色，存性，噴灑清水適量，滅盡火星。

② 加輔料炒：將藥材與固體輔料同置鍋內拌炒。根據所用輔料不同，可分為米炒、土炒等。

●米炒：將大米或糯米和藥材同置鍋內用文火炒熱，炒至米呈黃褐或焦黃色，篩去米，冷透。

●土炒：將灶心土或黃土研細置鍋內用文火炒熱，再加入藥材拌，炒至藥材表面附有土色，並透出藥材固有香氣時，取出篩去土。

●麥麩炒：先將麥麩置鍋中，文火炒至起煙，再放入淨藥材，炒至聞到藥材固有香氣，篩去麥麩。

(2) 炙

將藥材與液體輔料拌炒，根據輔料不同，可分為：

●蜜炙：一種是先將藥材與煉蜜拌勻，略潤後倒入鍋內，用文火炒至藥材表面呈老黃色、不黏手為宜；另一種是將煉蜜置鍋內加熱，然後將藥材倒入，用文火炒至藥材表面呈老黃色、不黏手為宜。煉蜜即將生蜂蜜煮沸過濾，去沫及雜質，適當濃煉去掉水分。

●酒炙：又稱酒炒。將藥材與黃酒或白酒拌勻，待酒被藥材吸盡後倒入鍋內，用文火炒至藥材表面呈黃色，或微帶焦斑，或色澤加深。

●醋炙：又稱醋炒。一種是將藥材與醋拌勻，潤至醋被藥材吸盡後，倒入鍋內，用文火炒至藥材表面呈黃色，或帶焦斑色，或色澤加深；另一種是先將藥材搗碎，置鍋內，用文火炒，炒至藥材表面溶化發亮或表面顏色改變，有氣溢出時，噴灑定量米醋，炒至微乾，起鍋後繼續翻動，攤開放涼。

●鹽炙：又稱鹽水炒。先將食鹽用水化開過濾，然後取鹽水與藥材拌勻，潤至鹽水被吸盡後，倒入鍋內，用文火炒至藥材表面呈黃色或焦黃色。也有將個別藥材品種邊炒邊噴灑鹽水。

● 油炙：將油倒入鍋內，用武火加熱至沸，然後倒入藥材，炸至藥材呈黃色、焦黃色、疏鬆時撈出。

● 薑汁炙：將鮮薑搗碎或煎煮取汁，取薑汁與藥材拌勻，潤至薑汁被吸盡後置鍋內，用文火炒至藥材表面呈黃色。

(3) 煅

將藥材直接或間接放在火上加熱稱為煅。根據藥材的性質和具體要求，可分為爐口煅、鍋煅、扣鍋煅三種。

● 爐口煅：又叫直火煅。將淨藥材直接放在無煙爐火中或爐口上，煅至紅透疏鬆。

● 鍋煅：又叫明煅。將淨藥材置鍋內，用武火煅燒。

● 扣鍋煅：又叫燜煅。將淨藥材置鍋內，上蓋一較小的鍋，在兩鍋介面處用溼紙條貼緊後，用鹽黃泥密封；然後置爐火上，上壓一重物，先文火後武火燒煅。在煅燒過程中，如發現鍋縫冒煙，應及時用鹽泥填封，防止空氣進入，以免藥材灰化。為掌握煅的程度，可先用一張白紙或米粒於小鍋底上，待紙變黃則為煅透，停火冷透，隔日取出。

(4) 煨

將淨藥材用麵糊或溼紙包裹，置熱灰中煨至聞到藥材固有香氣為度；或將麵粉置鍋中，用文火炒至起煙，再放入淨藥材，炒至聞到藥材固有香氣，篩去麵粉。

(5) 燙

用細沙、蛤粉、滑石粉作輔料，先置鍋內，加熱炒至一定程度；然後放入淨藥材，同炒至所需要程度，篩去沙、蛤粉、滑石粉。

(6) 焙

將藥材置鍋內，焙爐內用火加熱，慢慢蒸發去水分，使之乾燥。焙的溫度

根據藥材性質和要求而定。

(7) 燎

將藥材直接在火焰上做短時間的往返灼燒，去毛。

4. 水火共製

水火共製，是用水、火共同處理藥材的方法，可分為以下四種。

● 蒸：將藥材或加輔料（酒、醋等）拌勻，放在蒸籠、木甑中，隔水加熱，蒸至所要求程度。

● 煮：將藥材加水適量，或加輔料（醋、甘草水等）置鍋中，共煮至熟透無白心為度。

● 沸燀：又稱水燙，將清水放入鍋中，加熱至沸，再將藥材投入煮 5 分鐘左右，撈起投入冷水略浸，搓去種皮。

● 淬：將煅或燙過的藥材趁熱迅速投入冷液輔料（醋、鹽水、酒等）中，使藥材體質鬆脆。

5. 其他製法

● 發酵：將藥材經過適當處理後置於適宜的地方，保持一定的溫度和溼度，使其發酵生黴，改變原來性質，以達到一定的治療作用。

● 發芽：將需要發芽的藥材洗後淨選，稍浸泡，在一定的溫溼度下使其發芽；待芽長至一定長度時取出，略蒸或直接晒乾或烘乾。

● 製霜：藥材通過去油、凝結或其他加工方法，製成鬆散的粉末，稱製霜。

● 提淨：通過重結晶提純，將藥材中雜質除去。

● 拌：將藥材拌入輔料，使輔料滲入或附著於藥材表面，如朱砂拌茯苓等。拌也常作為蜜炙、酒炙等的輔助操作。

四、中藥炮製的作用

1. 四氣五味

　　是依中醫理論對每種藥材反覆臨床驗證、系統歸納和推論得出以說明各種藥材的性能，中藥炮製則常對藥材的性味產生一定的影響。如黃連本為大苦大寒藥，經過辛溫的薑汁製後，能減低苦寒之性，即所謂以熱制寒，可以抑制其偏，稱之為「反製」；若用膽汁炮製黃連，卻能增強黃連苦寒之性，即所謂寒者益寒，稱之為「從製」。中藥藥性是臨床用藥的基本依據，由於性味改變，治療作用也有所不同。如生地黃主瀉，具清熱涼血、滋陰養血之功；熟地黃主補，具有補血滋腎養陰作用；這樣就使得藥材作用範圍相應擴大了很多處理步驟和處理食物的原因一樣，如加鹽提味、加薑去腥等。有些藥可說是「能者多勞」，因為含有的成分特殊，經過特殊處理後就會有不同的功效。有些中藥像河豚肉一樣，珍貴美味但需謹慎處理。在保存與處理方面，中藥材不像食物，只要不要變質就可以使用。中藥材的前處理需要依靠先人經驗與科學證據。

2. 升降浮沉

　　是表明藥材作用於機體時的趨向。一般而言，辛、甘味藥，多為溫熱藥，屬陽，作用升浮；苦、酸、鹹味藥，多為寒涼藥，屬陰，作用沉降。中國名醫李時珍說：「升者引之以鹹寒，則沉而直達下焦，沉者引之以酒，則浮而上至巔頂。」大凡生升熟降，故藥材經炮製後，有可以改變作用的趨向。如黃柏原係清下焦溼熱藥，經酒炙後作用向上，就能兼清上焦之熱；黃芩能走上焦，用酒炒製後，增強了上行清熱的作用；砂仁行氣開胃消食，作用於中焦，經鹽煮後，可以下行治療小便頻數。

3. 歸經

是以不同藥材的功能，作用於不同臟腑經絡，說明某藥材對某些臟腑的經絡起了治療的作用，是藥材功用與適應範圍的一種歸納。如杏仁止咳，故入肺經；生薑止嘔，故入胃經。藥材的炮製很多是以歸經理論作遵循。如酒炙升提、薑製溫散、鹽製走腎而軟堅、醋製注肝而收斂等。醋製青皮能增強疏肝的作用就是一個例子。

五、中藥炮製對中藥材理化性質的影響

中藥材經加熱、水浸及用酒、醋、藥汁等輔料炮製處理後，使某些藥材的理化性質產生不同程度的變化，有的成分被溶解出來，有的成分被分解或轉化成新的成分，有的成分其浸出量有所增減。所有這一切，都會對中藥藥性與療效產生不同程度的影響。因此，研究中藥炮製前後理化性質的變化，對探討中藥炮製的原理和正確掌握炮製工藝，具有重大意義。

大致細分為以下幾種類型：

1. 含生物鹼類藥材

● 生物鹼是一種含氮的有機化合物，通常有似鹼的性質，能與酸結合成鹽，多數具有明顯的生理活性。游離生物鹼一般都不溶或難溶於水，能溶於乙酸、氯仿等有機溶媒，亦可溶於酸水。大多數生物鹼鹽類又溶於水，難溶或不溶於有機溶媒（亦有例外）。炮製輔料多用醋、黃酒或白酒等，這是由於醋是稀酸，可使游離生物鹼轉化為生物鹼鹽而溶於水，易被水煎煮出來，增強療效，如醋製香附能增強鎮痛作用；酒具有稀醇的性質，是一種良好的溶劑，不論是游離生物鹼或其鹽類，都能溶解，利於浸出或煎出有效成分，提高藥物的療效。

● 各種生物鹼具有不同的耐熱性，有的在高溫情況下不穩定，可產生水解、分解等變化。如草烏中含有劇毒成分烏頭鹼，經高溫處理後，水解成毒性小的烏頭原鹼，減低草烏的毒性；而對某些受熱影響療效的中藥，則應少加熱或不加熱，如石榴皮、龍膽草、山豆根等，以生用爲宜。

● 水溶性生物鹼，因在切片過程中能溶於水而流失，故應儘量縮短與水接觸時間，採取少泡多潤或不用水處理的方法，以免影響療效。如，檳榔的有效成分檳榔鹼、苦參中的苦參鹼均能溶於水或冷水，這就應該儘量縮短在水中浸泡的時間，故有的藥物如檳榔等有時會直接砸碎應用於臨床。

● 由於生物鹼在植物體內分布不一致，應注意區分其藥用部位，在炮製中除去非藥用部分。如黃柏的有效成分小蘗鹼只分布在黃柏樹皮中，故只用皮面而不用其他部位。

2. 含苷類藥材

● 苷的溶解性能，常無明顯的規律，一般能溶解於水和乙醇中，有些苷也可以溶於氯仿和乙酸乙酯，但難溶於醚和苯。因酒易溶解苷，所以炮製輔料常用酒；又因苷多溶於水，故水製時應儘量少泡多潤，以免溶解於水或發生水解而受損失，如甘草、秦皮、大黃等。

● 含有苷類成分的藥物通常同時含有相應的專一的分解酶，在一定的溼度和溫度下容易被相應的酶所水解。如槐花由於酶的作用可使蘆丁分解而失去療效；黃芩由於酶的作用而使其變綠色，故在切製前應蒸煮 10 分鐘，以達到抑制酶的活性，這是一種保證藥物療效的措施。玄參苷在空氣中放置，易於吸潮，炮製後的飲片易變成黑色，可能與此類成分有關。

● 苷在酸性條件下容易水解，不但減低了苷的含量，也增加了成分的複雜性，因此，炮製時除醫療上有專門要求外，一般少用醋處理。

3. 含揮發油類藥材

● 揮發油是指經水蒸氣蒸餾所得到的揮發性油狀成分的總稱，通常也是一種具有治療作用的活性成分，大多具有芳香氣味，常溫下可以自行揮發而不留任何油跡，大多數比水輕，易溶於多種有機溶劑及脂肪油中，在 70%以上的乙醇中能全溶，在水中溶解度極小，常呈油狀液體。

● 許多中藥都含有揮發性的香氣物質，如《雷公炮炙論》中就提到含揮發性成分的藥物不可用火處理，對茵陳註明「勿近火」。由於含揮發性成分的藥物在炮製過程中常因加熱等外理後，使其所含揮發油顯著減少，故這些藥物火製時少加熱，或不用火製法，避免減失揮發油而影響療效；同時不宜久浸、久泡，氣走失，也不宜帶水堆積，以免發酵變質。但某些藥物要「搶水洗」，以防香如白朮、蒼朮等，又需要通過麩炒、米泔水炒等炮製方法來減少或除去部分揮發油，用以降低其燥性，增強健脾和中作用。

● 藥物經炮製後，揮發油的性質也會有所改變，如顏色加深，折光率增大；有的甚至生理活性也不一樣，如肉荳蔻的揮發油經煨製後，增強了對家兔離體腸管收縮的抑制作用。

4. 含鞣質類藥材

● 鞣質是一類複雜的多元酚類化合物，實質上也屬於苷的一種，廣泛地存在於植物中，在醫療上常作為收斂劑，用於止血、止瀉、燒傷等，有時也用作生物鹼及重金屬中毒的解毒劑。

● 鞣質能溶於水和乙醇等極性較大的溶劑中，特別易溶於熱水，生成膠狀溶液，故某些含有鞣質類的藥物用酒炙可以增強其療效，但用水製時應儘量少泡多潤，不宜用熱水泡洗。

● 鞣質能與鐵產生化學反應，生成鞣鐵鹽，它是一種強還原劑，能被空氣

中的氧所氧化，特別在鹼性溶液中能很快變色，所以在炮製過程中亦應注意避免。

● 鞣質經過高溫處理，一般變化不大，如大黃在炮製前，含有致瀉作用的蔥苷和收斂作用的鞣質，經過酒炒、酒蒸以後，蔥苷的含量顯著減少，而鞣質的變化不大，可使大黃的致瀉作用減弱，而收斂止瀉作用相對增強，所以酒蒸大黃具有緩和瀉下作用。但有些鞣質經高溫處理也會影響療效，如，地榆炒炭時，如果溫度過高，抑菌作用大大減低，因此，炮製時應掌握火候。

5. 含有機酸類藥材

● 有機酸大多存在於果實類的藥物中，低分子有機酸大多能溶於水，水製時應儘量採用少泡多潤，防止有機酸流失。

● 藥物中有機酸也可因加熱而被破壞，如，山楂炒炭後，有機酸被破壞約 68％，酸性降低，其刺激性也隨著降低。有些含有機酸的藥物，往往和含有生物鹼的藥物共製，以提高其溶解度，增強療效。

● 有機酸對金屬有一定的腐蝕性，所以在炮製含有較高濃度有機酸的中藥時，不宜採用金屬容器，以防容器腐蝕和藥物變色、變味。

6. 含油脂類藥材

油脂大多存在於植物的種子中，通常有潤腸止瀉作用。有的油脂有毒，為了防止其作用過猛而引起嘔吐等副作用，往往採用各種不同方法進行加工炮製，如：

● 柏子仁去油製霜，降低滑腸作用。

● 千金子去油製霜降低毒性，使藥力緩和。

● 瓜蔞仁去油製霜，以除去令人噁心嘔吐之弊，更適用於脾胃虛弱患者。

◉蓖麻子中含有脂肪油，具消腫撥毒、瀉下通滯作用，但種子中含有毒蛋白，炒熟後可使毒蛋白變性而避免中毒。

◉巴豆油既是有效成分，又是有毒成分，炮製時則宜控制其含油量，使其達到適中。

7. 含樹脂類藥材

◉樹脂通常存在於植物的樹脂道中，當植物受傷後分泌出來，形成一種固體或半固體物質．在醫藥上常作防腐、消炎、鎮靜、鎮痛、解痙、活血、止血劑。

◉這類藥物如牽牛子中所含樹脂爲峻瀉藥，受熱時部分可被破壞，故經炒後可緩和瀉下去積作用。

◉乳香、沒藥經炒或煮後可除去部分有毒的揮發油，緩和刺激性，減少噁心、嘔吐等副作用，經醋製則可以增強其入肝活血止痛作用。

◉如果加熱溫度過高，樹脂變性，也會影響療效。

◉又因樹脂能溶解於乙醇，故酒炙或製成酒劑可增強療效。

8. 含無機成分藥材

◉無機成分大量存在於礦物和貝殼類藥物中，在植物藥物中也含有一些無機鹽類，如鉀、鈣、鎂等，它們大多與組織細胞中的有機酸結合成鹽而共存。

◉夏枯草中含有大量的鉀鹽，若經長時間的水處理，會降低其利尿作用，故夏枯草不宜長時間地用水浸洗。礦物類藥物通常採用煅燒或煅紅醋淬的方法，除了使藥物易於粉碎外，在化學性質上也有相應的改變，煅燒後可使藥物進一步純淨，有些含有結晶水的藥物，如石膏、明礬、硼砂等，煅燒後可失去結晶水，成爲無水化合物，而達到一定的醫療目的。

◉有時在煅燒過程中，藥物的許多成分通常被氧化而產生新的成分，如爐甘石主要成分為碳酸鋅，煅後變為氧化鋅，具有消炎、止血、生肌的作用。有些礦物藥，經過煅紅醋淬後，更利於酥脆和粉碎，增加藥物的溶解度，增強藥物在胃腸道的吸收，如自然銅、代赭石等。

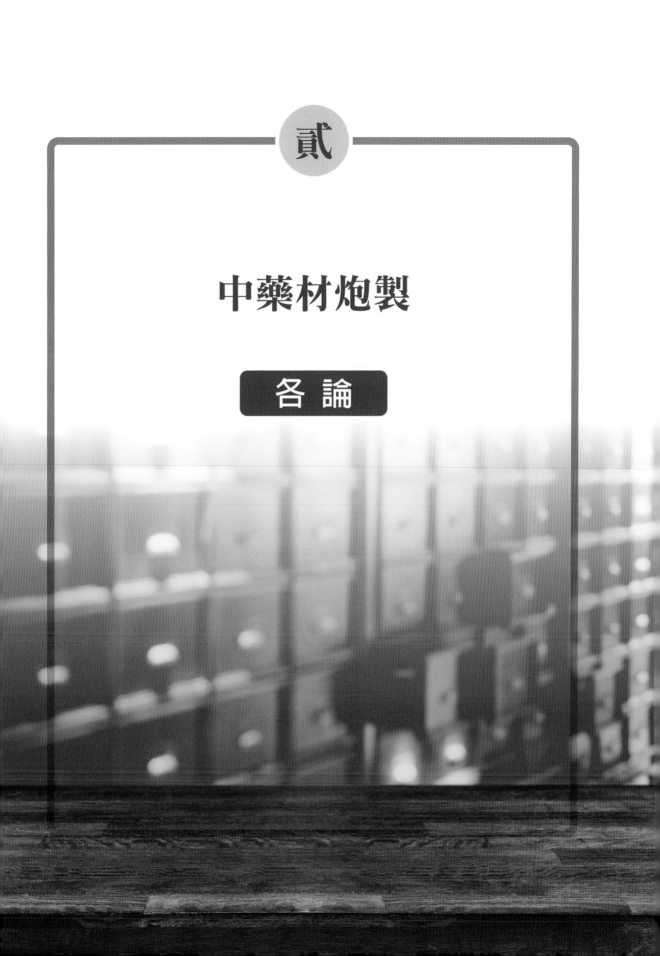

貳

中藥材炮製

各 論

I

根類・根莖類
Radix et Rhizoma

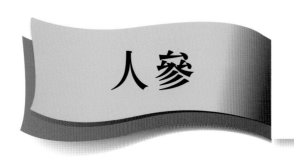

人參

Ginseng Radix

▼ 紅參

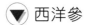

▼ 西洋參

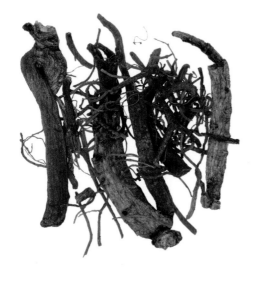

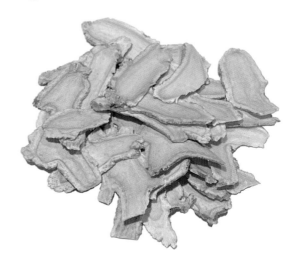

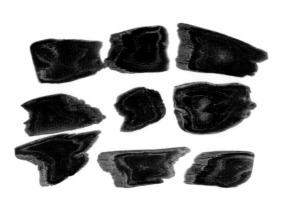

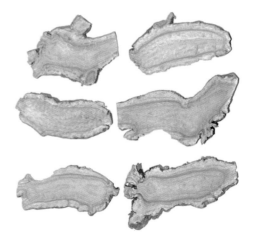

藥材基原

本品爲五加科（Araliaceae）植物人參 *Panax ginseng* C. A. Meyer 之乾燥根。栽培者稱「圓參」，野生者稱「野山參」。將鮮參除去莖葉及泥土經熱蒸熟後，晒乾或烘乾即爲紅參；經晒乾或烘焙乾即稱爲白參。

藥材性狀

圓參：主根（參體）圓柱形，表面淡黃色，上部有橫紋。根莖（蘆頭）長 2～6cm，徑 0.5～1.5cm，有稀疏碗狀莖痕（蘆碗）及一至數條不定根，支根 2～6 條，末端多分枝，有鬚狀根，其上有細小疣狀凸起（珍珠點）。

本品因加工方法不同可分二種，晒乾或烘乾爲白參，蒸製乾燥爲紅參。白參類爲白或土黃色之圓參及野參，有參片、參尾、參鬚之分。紅參類，係圓參加工而成，色棕紅，微透明，支根常折，無鬚，表面有數條長縱紋，頂端有橫紋痕，質堅硬，潮溼回軟，斷面紅色，亦區分爲參片、參尾、參鬚。

白參：主根長 3～10cm，表面土黃色，有黑棕色橫紋或縱皺、細支根、鬚根殘痕。質脆，體輕，斷面平坦，白色，有放射狀裂隙，氣香，味苦。

紅參：主根長 5～20cm，徑 0.7～2cm，表面紅棕色，半透明，有大縱皺，環紋不明顯，有支根痕。根莖土黃色，上有碗狀莖痕 4～6 個。質硬而脆，斷面平坦，角質，棕紅色，中有淺色圓心。氣香，味微苦。

野山參：主根短粗，與根莖等長或較短，有 2 個主要支根，形似人體。上端有細而深橫環紋。根莖細長，長 3～9cm，上部扭曲，蘆碗密集，下部光滑。鬚根稀疏，長爲主根 1～2 倍，柔韌不易折，有明顯瘤狀凸起（珍珠點）。全體淡黃白色，皮細光潤。氣香濃厚，味甘微苦。

藥材組織

本品橫切面，最外緣爲外被角質層之表皮細胞，一列，多爲破裂狀，細胞呈長方形、類方形。栓皮層，7～10層，細胞呈長方形、類長方形或類方形。皮層狹窄，3～5層，細胞呈長方形或扁長方形，散見有草酸鈣簇晶。韌皮部約占 1/3，主要由充滿澱粉粒之薄壁細胞所組成；細胞呈長方形、類長方形、類方形、類多邊形或類圓形；具有明顯的細胞間隙，散見有草酸鈣簇晶，散布有內含黃色分泌物的樹脂道，樹脂道係由 5～8 個扁小形之細胞組成，呈圓形或長圓形，徑 30～85μm；外側韌皮部常見有不規則裂隙，內側韌皮部細胞排列較緊密，於接近形成層處有較多的樹脂道環列。形成層成環明顯，3～5列，細胞呈長方形或扁長方形。木質部寬廣，約占 2/3，由導管、木部薄壁細胞及木部纖維所組成；導管巨大，單個散生或數個連生，斷續呈放射狀排列，導管旁偶見有非木質化的纖維，徑 16～56μm，主爲網紋、階紋導管，少數爲螺旋紋導管，細胞呈類圓形、類多邊形或類卵圓形、類方形；髓線寬廣，延伸至韌皮部，由薄壁細胞組成，細胞呈類長方形、類方形、類多邊形或類圓形，內充滿澱粉粒，偶見有草酸鈣簇晶。中央爲初生木質部，有少數的導管散生，主爲小形的薄壁細胞。

性味與歸經

甘、微苦，微溫。歸脾、肺、心經。生甘苦微涼，熟甘溫。

功效

補益藥（補氣）。用量 3～11.5g。

大補元氣，強心固脫，生津止渴，補脾益肺，安神益智。

用於止汗、明目、祛痰、清肺、心悸怔忡、久病體虛、神經衰弱、健忘症，消渴。

炮製目的

取其藥材偏性，生用氣涼，熟用氣溫。

● 人參蘆頭：有催吐作用，用時需除蘆頭。

● 白人參：偏於補氣生津，復脈固脫、補脾益肺。多用於體虛欲脫、脾虛食少、口乾、消渴。

● 紅參：性偏溫，具有大補元氣、復脈固脫、益氣攝血的功能。多用於體虛欲絕、肢冷脈微、氣不攝血、崩漏下血者。

炮製技術

● 白參去蘆頭切成薄片或直接磨粉。

● 紅參去蘆頭，用水稍潤軟後，刨片或切片晾乾；或用文火烘軟後切片，即切製成 1.5 ～ 3mm 厚的片。乾燥生晒參的溫度以 40℃ ～ 48℃ 最佳。

● 實驗證明人參炮製首重控制水分。在壓力 0.5kg/cm^2（110.8）見下蒸製 10mm，是紅參加工最適宜的條件，含人參皂苷最高，而白參的炮製靠乾燥方法抑制酶的活性，乾燥溫度以 40℃～ 48℃ 最佳。

炮製前後臨床上功效及適應症的不同

● 生用：氣涼瀉火。

●熟用：氣溫補劑。

　　紅參、白參功用相同，白參多用於補氣生津，而在抗衰老紅參比白參強。

　　人參做為補氣保健首選藥材，可以促進血清蛋白合成、骨髓蛋白合成、器官蛋白合成，提高機體免疫力，抑制癌細胞生長，有效抵抗癌症。

　　人參入藥時需去蘆頭，傳統認為人參蘆頭有催吐作用，含人參皂苷比參條還要高。

　　人參鮮品屬涼性，需蒸製過才能有溫補作用。

炮製前後主要成分含量差異性

●人參成分約有三十餘種皂苷，主要成分：triterpenoid，protopanaxadiol, panaxadiol；人參皂苷 Rg_1, Rg_2, Rg_3（ginsenoside Rg_1, Rg_2, Rg_3），人參皂苷 Re（ginsenoside Re）Ro，人參皂苷 Rb_1（ginsenoside Rb_1）， -Rb_2，人參皂苷 Rc（ginsenoside Rc），人參皂苷 Rd（ginsenoside Rd）, -Rf；prostisol；panaxynol.
紅參特異成分在浸潤或熱烘時皮被刷破後，人參皂甘（ginsenoside）20 位異構化 -Rg_2, -Rg_3 將會大量流失。

●實驗證明人參炮製後其皂苷含量依序為凍乾參（5.8%）＞白參（5.6%）＞紅參（5.0%）＞糖參（3%），紅參的皂苷含量依序為參鬚（9.7%）＞蘆頭（6.5%）＞＝側根（6.0%）＞主根（3.3%）。

●人參皂苷可以有效增強中樞神經、達到靜心神、消除疲勞、增強記憶力，可適用於失眠、煩躁、記憶力衰退及老年痴呆等症。

●抗衰老紅參比白參強，紅參在加工炮製過程中，鮮人參中的麥芽糖被轉化成麥芽酚，成為紅參特有的成分，而白參是不含此成分的，係降低脂類過氧化物對酶的活性作用，達到抗氧化的衰老作用。

●含人參皂苷 Rg_1（ginsenoside Rg_1）和人參皂苷 Re（ginsenoside Re）的總量不得少於 0.30%，所含人參皂苷 Rb_1（ginsenoside Rb_1）不得少於 0.20%。

●本品之稀乙醇抽提物應在 18% 以上，水抽提物應在 20% 以上。

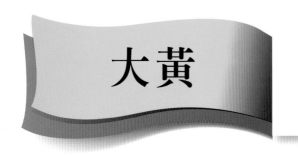

大黃

Rhei Radix et Rhizoma vinolentus

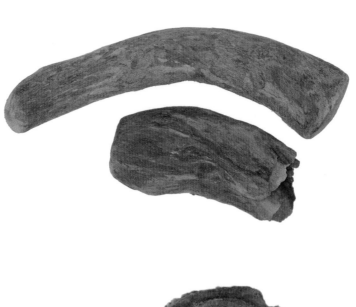

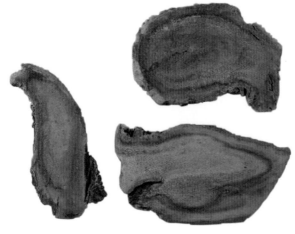

藥材基原

為蓼科（Polygonaceae）植物掌葉大黃 *Rheum palmatum* L.、唐古特大黃 *R. tanguticum* Maxim. ex Balf. 及藥用大黃 *R. officinale* Baill. 的乾燥根及根莖。栽後三年以上採挖。秋末莖葉枯萎或次春發芽前採挖。

藥材性狀

大黃為不規則厚片或塊，表面黃棕色或黃褐色，斷面具雲錦狀紋理。酒大黃表面深棕色或棕褐色，偶有焦斑，折斷面成淺棕色，略具酒香氣；蒸大黃表面黑褐色，質堅實，有特異芳香氣；大黃炭表面焦黑色，斷面焦褐色，質堅而脆，有焦香氣；醋大黃表面深棕色，斷面淺棕色，略具醋香氣。

藥材組織

形成層位於周邊或靠近周邊處，每一星狀維管束之內方為韌皮部，外方為木質部，韌皮部與木質部間有異常形成層，構成一完整之圓圈。黃棕色髓線橫過其上，成輻射狀排列。髓線寬度為 2～3 個薄壁細胞，其中含有黃色結晶性內容物，不溶於乙醇，但能溶於水及水合三氯乙醛溶液中，遇鹼液則呈紅色。其他薄壁細胞，含有澱粉粒或草酸鈣簇晶。殘存之韌皮部為薄壁細胞所構成，其中分布有篩部組織。木質部組織未木化，大多為網紋導管，寬達 100μm，並有若干螺紋導管，本品應無纖維及石細胞。

性味與歸經

苦，寒。歸脾、胃、大腸、肝、心包經。

功效

瀉下藥（攻下）。用量 0.2 ～ 15g。

瀉實熱，下積滯，行瘀，解毒。用於實熱便秘，積滯腹痛、溼熱黃疸、急性闌尾炎、不完全性腸梗阻、血瘀經閉、癰癤疔瘡、化膿性皮膚病、燒傷、燙傷。

炮製目的

改變寒性、減其寒性。生大苦寒，沉降、洩下作用峻烈，攻積導滯，瀉火解毒力強。

炮製技術

● 酒製（酒大黃）：取大黃片 100kg，加黃酒 10kg 拌勻，潤透，置鍋內用文火炒乾，取出，放涼。

● 蒸製（熟大黃）：取大黃塊 100kg，加黃酒 30kg 拌勻，置適宜的容器內，密閉隔水加熱，燉製或蒸製至酒吸盡；或蒸製至內外均呈黑色，取出乾燥，成品稱「熟大黃」。

● 製炭（大黃炭）：取大黃片置鍋內用武火炒至表面焦黑色，內部焦黃色時，噴淋清水，取出，晾乾。

● 醋製（醋大黃）：取大黃片 100kg，用米醋 15kg 拌勻，燜潤至透，置鍋內，用文火加熱炒乾，取出放涼。

炮製前後臨床上功效及適應症的不同

● 生用瀉下力猛，蒸熟減其寒性，瀉下力較緩。

● 酒洗活血行瘀，炭化止血，用於有積滯的大便下血。

● 生大黃：瀉下作用峻烈，易傷胃。

● 酒製：其瀉下作用稍緩，並借酒升提之性，引藥上行，清上焦實熱。

● 熟大黃：瀉下作用緩和，增強活血祛瘀之功。

● 大黃炭：可止血止痢。

● 醋製：能消積化瘀。

炮製前後主要成分含量差異性

● 成分：anthraquinone 誘導體，含有瀉下成分 sennoside A, B, C, D，大黃的根和莖含豐富的蒽醌類化合物，例如大黃素（emodin）、蘆薈大黃素（aloe emodin）、大黃素甲醚（physcion）、大黃酚（chrysophanol）及大黃酸（rhein）等。這些化合物部分有輕瀉的作用，經過各種炮製會逐漸的降低。

● 大黃受熱程度不同蒽醌類化合物隨加熱溫度提高而降低。

● 研究顯示九蒸九晒大黃對其中蒽醌類和鞣質的含量，總蒽醌類下降 70％，游離型蒽醌類下降 60％，結合型蒽醌下降 80％，鞣質下降 40％。

● 本品所含稀乙醇抽提物應在 35％以上，所含蘆薈大黃素（aloe emodin）、大黃酸（rhein）、大黃素（emodin）、大黃酚（chrysophanol）、大黃素甲醚（physcion）的總量不得少於 1.5％。

實驗證明

　　以酒炙爲例，大黃主含蒽醌類衍生物，其中包括游離或結合性的。就致瀉作用來說結合性蒽醌衍生物爲主要瀉下成分，游離蒽醌衍生物無瀉下作用，但有抗菌作用。生大黃經高溫蒸煮，其結合性蒽醌衍生物逐漸分離成游離態，致瀉作用大大減弱。這就是取其瀉下作用時，大黃宜生用且後下的科學道理。

天南星

Arisaematis Rhizoma

▼ 未炮製

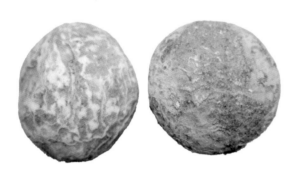

▼ 炮製後

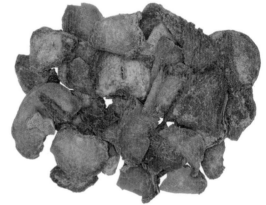

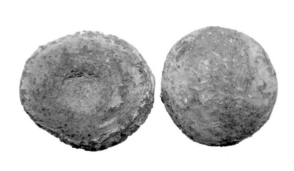

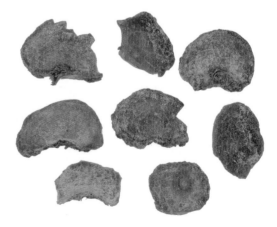

藥材基原

為天南星科（Araceae）植物天南星 *Arisaema erubescens* (Wall.) Schott、異葉天南星 *A. heterophyllum* Bl. 或東北天南星 *A. amurense* Maxim. 的乾燥球狀塊莖。秋冬兩季莖葉枯萎時採挖。

藥材性狀

異葉天南星：塊莖呈稍扁的圓球形，直徑 1.5 ～ 4.5cm。中心莖痕深陷，四周有一圈 1 ～ 2 列根痕，根痕較疏而粗，有的周邊有少數稍凸起的小側芽，或已被磨平。

天南星：塊莖呈扁圓形，直徑 2 ～ 7cm，表面淡黃色至淡棕色，除淨外皮的部分呈乳白色至淡黃乳白色。頂端較平，中央有一圓形凹陷的莖痕，其內殘留有棕色芽鱗，四周密布麻點狀鬚根痕。底部鈍圓。質堅硬，斷面類白色，粉性。氣微，嚼之味麻舌刺喉。

東北天南星：塊莖呈扁圓形，直徑 1.5 ～ 4 cm，中心莖痕大而較平坦，四周麻點根痕細密而不整齊，有的有微凸起的小側芽。

藥材組織

異葉天南星：最外層由棕黃色的木栓細胞層組成，有的木栓層外附有棕黑色，細胞形態看不清的死皮層，木栓細胞數層，呈扁長方形，壁薄，排列較整齊而緊密，細波狀彎曲。皮層由薄壁細胞組成，皮層外部的薄壁細胞呈不規則的圓形。分泌腔在皮層中央圍成一圈，內貯內泌液滴。維管束散在皮層的薄壁細胞間，木質部主要為環螺旋紋，直徑 3 ～ 32μm，木化。皮層中的薄壁細胞含有草酸鈣針晶束。澱粉粒貯於薄壁細胞中，以單粒為主，直徑 3 ～ 12μm，

大多呈類圓形，臍點少見，複粒也常見，由 2 ～ 12 分粒組成。

性味與歸經

苦、辛，溫；有毒。歸肺、肝、脾經。

功效

祛痰藥（燥溼化痰）。用量一般炮製後用 3 ～ 10g。

祛風定驚、化痰、散結。用於中風、口眼歪斜、半身不遂、癲癇、破傷風。

炮製目的

降低毒性，增強療效。得牛膽則燥氣減，火炮則毒性緩，皂莢煮去其毒。

炮製技術

揀淨雜質，分開大小，用清水浸泡，每天換水 2 ～ 3 次，泡至透心後，每次換水時南星每 100kg 加白礬粉 2kg，再泡至口嚐有微麻舌感為度（一般 10 天左右），撈出沖洗晒乾；然後每 100kg 用生薑 20kg 搗碎，加水適量熬汁，濾取薑汁，將薑汁傾入南星內拌勻，至吸盡薑汁後，放蒸籠內蒸（或煮）至熟透無白心，取出晾至七八成乾，悶軟，切成片，厚 0.3cm，晒乾。

炮製前後臨床上功效及適應症的不同

- 生用：治癰腫。（用白礬、生薑減除南星毒性，並增強祛痰作用）
- 天南星：生品有毒，長於祛風止痙，多用於破傷風、癲癇、中風，外用癰腫瘡癤，蛇蟲咬傷。
- 製南星：毒性減低，增強了燥溼化痰作用。
- 膽南星：毒性減弱，緩和其燥烈之性，藥性由溫轉涼，味由辛轉苦，用於熱痰之症。

炮製前後主要成分含量差異性

- 成分為一種 saponin, benzoic acid 及澱粉多量。25％天南星煎劑有顯著的祛痰作用。
- 本品之稀乙醇抽提物應在 2.5％以上，水抽提物應在 5.0％以上。
- 氫氧化鋁在水中呈凝膠狀態，具有負電荷易與天南星中的有毒成分結合或吸附毒性物質而有解毒作用。

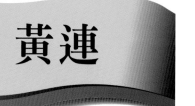

黃連

Coptidis Rhizoma

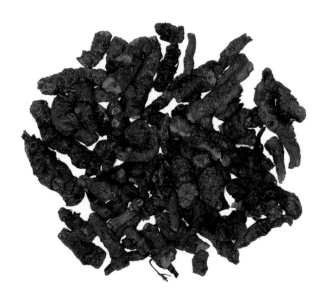

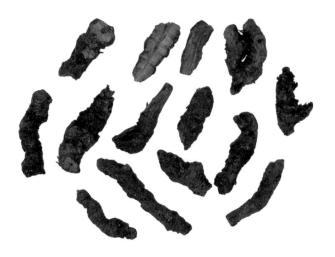

藥材基原

為毛茛科（Ranunculaceae）植物黃連秋季採挖。本品為毛茛科植物黃連 *Coptis chinensis* Franch. 或其他同屬別種植物之乾燥根莖。

藥材性狀

本品常呈彎曲形，直徑 1 ～ 5mm，長可達 4cm。有多數細小之支根，亦有已除去表根者。頂部常帶有殘餘之葉柄。外面現黃灰色，有多數隆起之瘤狀物。折斷面尖銳粗糙。無臭，味極苦，咀嚼之，唾液染成黃色。

藥材組織

外層為薄壁之木栓細胞，皮部外側之薄壁組織中有石細胞群，近形成層部分有黃色纖維束。木部中有黃色導管、假導管及木纖維。中央為巨大之髓，但髓往往成一空洞。薄壁細胞中含有細小之澱粉粒。

性味與歸經

苦，寒。歸心、脾、胃、肝、膽、大腸經。

功效

清熱藥（清熱燥溼）用量 1.5 ～ 11.5g；外用適量。

苦味健胃藥。瀉火解毒、清熱燥溼。用於溫病熱盛心煩、吐血、衄血、溼熱、痞滿嘔惡、痢疾、腸炎、目赤腫痛、口舌生瘡、中耳炎、癰癤瘡瘍、黃水瘡。

炮製目的

抑制其苦寒之性，改變其降性。

炮製技術

● 揀淨雜質，用時搗碎，或洗淨、悶潤透心後，刨成片，厚 0.1cm，晾乾。

● 酒炒黃連：黃連 6kg 加酒 600cc 潤勻，置鍋中文火炒乾。

● 吳茱萸水拌炒黃連：黃連 500g 與吳茱萸水（用吳茱萸 25g，加水適量煎煮）潤勻，置鍋中用文火炒乾，取出黃連使用。

● 薑黃連：黃連 6kg 加生薑 400g，將黃連片混拌生薑汁後稍炒至乾。

炮製前後臨床上功效及適應症的不同

● 生品：清心火，治熱痢。

● 酒炒黃連：酒炒黃連減其苦寒之性，引藥上行。

● 吳茱萸水拌炒黃連：能緩其苦寒之性，用於吞酸或㵎痛。

● 薑製：有清胃熱，止嘔之作用。

● 鹽製：清大腸或膀胱之積熱。

● 製炭：用於止血。

● 醋製：治肝膽之虛火。

● 豬膽汁製：瀉肝膽之實火。

● 黃連受熱程度不同，有不同程度破壞，以 berherine 為例，含量為 100% 計算，炒黃連為 97%，焦黃連 47%，黃連炭為 40%，所以黃連以生用為宜。

炮製前後主要成分含量差異性

- alkaloid 3 ～ 7％。（主成分 berberine，其他 coptisine, jateorrhizine, palmatine, worenine, magnoflorine）

- 經驗得知黃連拌酒晒乾，鹽酸小蘗鹼的含量比其他各酒製品及生品含量增高，吳茱萸水拌炒黃連會使水萃取物中生物鹼等成分降低，例如總生物鹼降 8.7％、小蘗鹼降 19％、巴馬汀 3.5％，所以煎煮時間會影響主要成分的釋出量。

- 黃連炮製品所含小蘗鹼為例，黃連生品 7.8％、白酒黃連 7.0％、黃酒黃連生品 7.5％、薑黃連 7.7％、吳茱萸炒黃連 6％，黃連炭不含小蘗鹼，因炮製溫度過高小蘗鹼已被破壞。

- 本品以氯化小蘗鹼（berberine chloride）計，所含小蘗鹼（berberine），不得少於 4.2％。

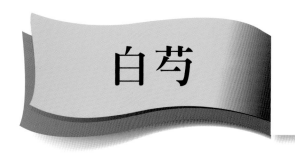

白芍

Paeoniae Alba Radix

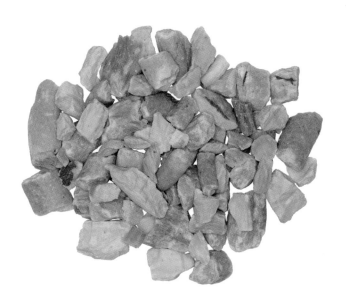

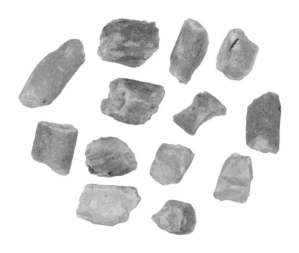

藥材基原

本品為毛茛科（Ranunculaceae）植物芍藥 *Paeonia lactiflora* Pall. 之乾燥根。洗淨除去頭尾及細根，置沸水中煮後除去外皮或去皮後再煮，將之晒乾。夏秋兩季採挖。

藥材性狀

本品呈圓柱形，平直或稍彎曲，兩端平截，長 5 ～ 18cm，直徑 1 ～ 2.5cm。表面類白色或淡紅棕色，光潔或有縱皺紋及細根痕，偶有殘存的棕褐色外皮。質堅實，不易折斷，斷面較平坦，類白色或微帶棕紅色，形成層環明顯，射線放射狀。氣微，味微苦、酸。

藥材組織

本品橫切面：木栓細胞數層，棕色。栓內層及韌皮部較窄。形成層成環，木質部髓線寬達 30 列細胞，導管群常與木纖維層及木薄壁細胞切向交互排列。薄壁細胞含草酸鈣簇晶及澱粉粒。

性味與歸經

苦，酸。微寒。歸脾、肝經。

功效

補益藥（養血）。用量 6 ～ 15g。

白芍（赤芍去皮）	止痛下氣	補血	補	收
赤芍	利尿散血	行血	瀉	散

養血柔肝，緩急止痛。用於頭痛眩暈、胸脅疼痛、胃腸痙攣性疼痛、瀉痢腹痛、手足拘攣疼痛、腓腸肌痙攣、月經不調、痛經、崩漏。

炮製目的

減其寒性。絡酒炒後，可增加 paeoniflorin 在水中的溶解度。因酒為辛甘大熱之品，有活血的功能。

炮製技術

- 揀淨雜質，將大小分開，用清水稍浸，撈出悶潤，悶潤時可噴清水，透心後切成片，厚 0.2cm，或刨成薄片，晒乾。
- 白芍炭：取白芍片置鍋內在 220℃，文火炒至微黃，外黑內黃色取出放涼即得。
- 煨白芍：用水沖分潤溼的草紙包紮，埋於熱灰之中或在炭火中煨烤，使草紙乾燥成糊狀，白芍則軟化呈黃色並具香味時即可取用，除去草紙切片。
- 焦白芍：取白芍片用強火炒 5～6 分鐘至焦黃色，灑水取出放乾即得。
- 炒白芍：取白芍片置鍋內，文火炒至微黃，取出放涼即得。
- 酒炒白芍：取白芍片 500g，用酒 50g 悶潤，置鍋內炒至乾為度。
- 醋炒白芍：取白芍 500g，用醋 50g 拌勻，置鍋內炒至乾為度。
- 鹽白芍：取白芍片 600g，用食鹽 20g 水適量。

炮製前後臨床上功效及適應症的不同

- 白芍為補血藥，有養血、調經、止痛之功效。
- 生用：養血和陰，炒後性稍緩。
- 炒製：養血和肝，止痛。
- 製炭：製崩中下血，凝血功能增強 50%。
- 酒製：去白芍之寒氣，增強養血調經通經絡而有止痛作用。
- 醋製：增強柔肝止痛作用。
- 酒麩製：入肝，補血。
- 土製：治痢止痛，健脾。
- 煨製：緩和寒性。

炮製前後主要成分含量差異性

- 成分：paeonifolorin（芍藥苷）, tannin, benzoic acid, 醣類等。
- paeoniflorin 有鎮靜、鎮痛、血壓下降及抗痙攣之諸作用。酒可增加 paeoniflorin 在水的溶解度，所以可以加強活血通經絡而止痛的作用。採用 HPLC 法測定各種炮製品中 paeoniflorin 的含量，依次為生白芍＞炒白芍＞酒白芍＞醋白芍。所以各種炮製方法會影響 paeoniflorin 含量，炮製後經檢測表示 paeoniflorin 主要含在表皮上，故炮製削去表皮是否需要值得探討。
- 白芍含安息香酸對胃產生刺激作用，經炒至後安息香酸含量減少，其酸性及刺激性降低。
- 白芍酒炒後可增加 paeoniflorin 在水中的溶解度。
- 本品之稀乙醇抽提物應在 10.0% 以上，水抽提物應在 15.0% 以上，所含芍藥苷（paeoniflorin）應在 1.0% 以上。

丹參

Salviae Miltiorrhizae Radix

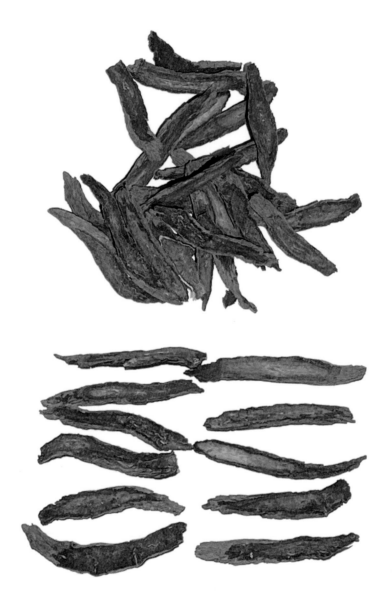

藥材基原

本品為唇形科（Labiatae）植物丹參 *Salvia miltiorrhiza* Bge. 之乾燥根及根莖。

藥材性狀

本品根莖短粗，頂端有時殘留莖基。根數條，長圓柱形，略彎曲，有的分枝並具鬚狀細根，長 10 ～ 20cm，直徑 0.3 ～ 1cm。表面棕紅色或暗棕紅色，粗糙，具縱皺紋。老根外皮疏鬆，多顯紫棕色，常呈鱗片狀剝落。質硬而脆，斷面疏鬆，有裂隙或略平整而緻密，皮部棕紅色，木部灰黃色或紫褐色，導管束黃白色，呈放射狀排列。氣微，味微苦澀。栽培品較粗壯，直徑 0.5 ～ 1.5cm。表面紅棕色，具皺紋，外皮緊貼不易剝落，質堅實，斷面較平整，略呈角質樣。

藥材組織

根橫切面：木栓層為數層細胞，大多含橙色或淡紫棕色物，有的可見栓皮層組織。皮層窄。韌皮部寬廣，篩管群明顯，脫落篩管群橫條狀。形成層環明顯。木質部髓線甚寬，導管近形成層處較多，常多個切向相接，與木薄壁組織間隔排列成層狀，漸至中央導管較少，單列；木纖維與導管伴著。

性味與歸經

苦，微寒。歸心、心包、肝經。

功效

理血藥（活血祛瘀）。用量 5 ～ 15g。

祛瘀止痛，活血調經，養心除煩。用於月經不調、經閉、子宮外孕、肝脾腫大、心絞痛、心煩不眠、瘡瘍腫毒。

炮製目的

緩和寒性。

炮製技術

- 生用：揀去雜質，用水洗淨，撈出潤透後，切成段，長 1cm，晒乾。四川丹參為栽培品，枝粗肉厚，洗淨潤透後，宜切成斜片，厚 0.3cm，晒乾。
- 炒用：取丹參片放入鍋中，用文火炒至稍有焦黃色為止。
- 酒炒：取丹參片入鍋炒熱，按每公斤丹參片用白酒 50g（5％）噴入，炒至黃色為止。取出，冷卻。表面黃褐色，具酒香味。
- 炒炭：取丹參片入鍋，用文火炒至丹參片的表面全黑為止，如有火星噴出可噴少許水即熄，然後將丹參片放在鍋內炒乾即成。
- 蜜炒：取蜜適量加熱溶化後，再加入丹參片，炒至蜜乾為止。
- 酒製：取丹參片與黃酒拌勻，悶潤至酒盡時，置鍋內用文火微炒，取出，放涼。每 100kg 丹參用黃酒 10kg。

　　近代炮製方法還有酒炙、米炒、炒、酒潤麩炒等。所有乾燥溫度不宜超過 600℃ 免影響丹參酮（tanshinones）含量，陰乾法丹參酮 II A 含量明顯高於其他方法。

炮製前後臨床上功效及適應症的不同

● 生用：祛瘀止痛清新除煩力強，心腹諸痛、乳癰腫痛、冠心病、熱病煩躁、安神。

● 酒炒丹參：緩和寒性，增強活血祛瘀、調經、鎮痛之功，並能通行血脈，善調婦女經脈不勻。

● 酒製丹參：調經止痛，活血祛瘀，多用於月經不調，血滯經閉，惡露不下，心胸疼痛、癥瘕積聚等。

● 醋炒丹參：入肝止痛。

炮製前後主要成分含量差異性

● 丹參中有二類活性成分，一類是酯溶性成分，如丹參酮 I、丹參酮 II A、丹參酮 II B、丹參酮 III，隱丹參酮、羥基丹參酮、丹參酸甲酯、紫丹參甲素、紫丹參乙素、丹參新酮等；另一類為水溶性成分，如丹參素、丹參酚酸類二者均有較強的心血管藥理作用。

● 炮製對丹參的化學成分有一定的影響，據記載酒製後水溶性酚酸類成分的含量會顯著提高，從而使該藥在預防和治療冠心病中發揮積極作用。

● 黃酒炙丹參品質最好，丹參酮（tanshinones）隨含酒量的增加而增加。

● 以丹參酮 II A 為指標為黃酒製丹參，丹參酮 II A 的含量隨酒量的增高而增高，以加黃酒 110％酒炙丹參品質最好，含量順序依次為酒丹參＞烘製丹參＞生丹參＞丹參炭，即酒製丹參含量隨酒量增加而品質增加。

● 本品之稀乙醇抽提物應在 46.0％以上，水抽提物應在 50.0％以上，所含丹參酮 II A（tanshinone II A）應在 0.2％以上。

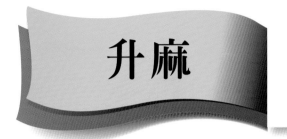

升麻

Cimicifugae Rhizoma

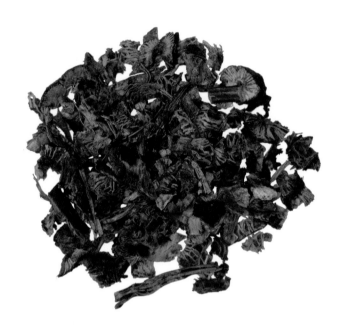

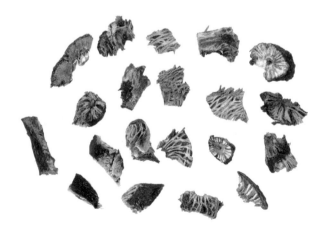

藥材基原

為毛茛科（Ranunculaceae）植物東北興安升麻 *C. dahurica* (Turcz.) Maxim.、西升麻 *C. foetida* L. 或關升麻大三葉 *Cimicifuga heracleifolia* Kom. 的乾燥根莖。秋季採挖。

藥材性狀

本品升麻為不規則的長形塊狀，多分枝，呈結節狀，長 10～20cm，直徑 2～4cm。表面黑褐色或棕褐色，粗糙不平，有堅硬的細鬚根殘留，上面有數個圓形空洞的莖基痕，洞內壁顯網狀溝紋；下面凹凸不平，具鬚根痕。體輕，質堅硬，不易折斷，斷面不平坦，有裂隙，纖維性，黃綠色或淡黃白色。氣微，味微苦而澀。

性味與歸經

辛、甘，微寒。歸肺、脾、胃、大腸經。

功效

解表藥（辛涼解表）。用量 3～11.5g。

散風熱，透疹，升提中氣。用於風熱頭痛、齒齦腫痛、麻疹不透、胃下垂、久瀉、脫肛、子宮脫垂、慢性苯中毒的血小板減少。

炮製目的

減少生物鹼流失，提升療效。

炮製技術

● 用水洗淨，撈起潤透，斜切成片，約厚 0.3cm，晒乾。

● 炒升麻：將升麻片在鍋中用文火炒至黃色。

● 蜜升麻：用升麻 600g，蜂蜜 75g。升麻片待至蜜吸附翻炒成為黃色，噴水炒乾放冷即可。

● 酒炒：升麻片 6kg，酒 1.2kg，麩皮 1.2kg（5：1：1）。升麻片逐漸噴酒攪拌至酒均勻分布噴完後文火焙乾起鍋，再用鍋加入麩皮見煙投入升麻片，翻炒 1～2 分鐘使其微黃後篩去麩皮即可。

● 碳製升麻：將升麻片放入鍋中用大火炒至焦褐色，如有火星用水噴灑乾燥即可。

炮製前後臨床上功效及適應症的不同

● 生用發散。

● 蜜炒緩和發散作用，增加止咳功效。

● 酒炒補中助升陽。

● 碳製用於止血。

炮製前後主要成分含量差異性

- 成分含有 triterpene 類（cimigenol, acerinol, methyl cimigenol）有鞏固的效果，酒製所含阿魏酸（ferulic acid）會提升作用。
- 升麻含生物鹼，水製時應儘量減少與水接觸的時間，避免產生生物鹼水解，應採用少泡多潤的方法。
- 升麻蜜製後揮發油會流失，緩和發散作用增加潤肺和中功效。
- 本品之稀乙醇抽提物應在 19.0％以上，水抽提物應在 14.0％以上，所含異阿魏酸（isoferulic acid）不得少於 0.10％。

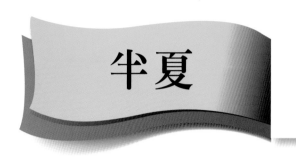

半夏

Pinelliae Rhizoma

▼ 半夏　　　　　　　　　▼ 半夏麴

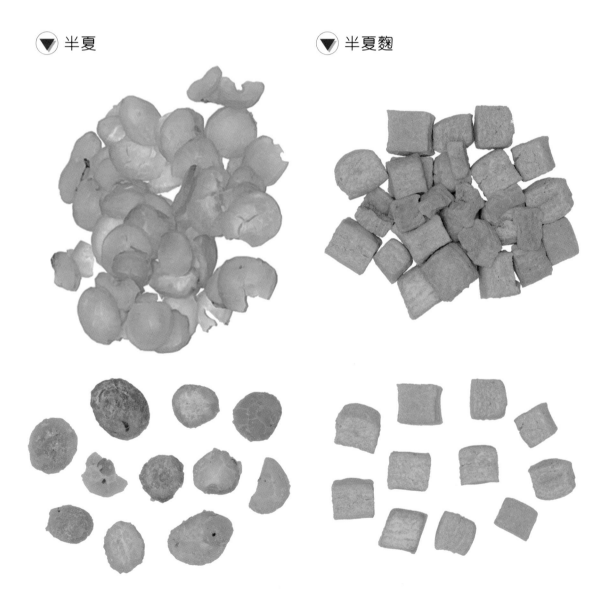

藥材基原

半夏爲天南星科（Araceae）植物半夏 *Pinellia ternata* Breitenbach 除去外皮的乾燥塊根。夏秋兩季採挖。

藥材性狀

本品呈圓球形、半圓球形或偏斜狀，直徑 0.8 ～ 2cm，外皮有黃色斑點。上部多圓平，有凹陷之黃棕色點爲葉或芽之殘痕，周圍密布棕色凹點狀鬚根痕，下部鈍圓而光滑，質堅實，緻密，去淨外皮表面白或淺黃色，縱切面腎臟形，潔白，粉性足，質老或乾燥不當，有灰白或黃色紋。粉末嗅之嗆鼻，味辛辣，嚼之發黏，麻舌而刺喉。

藥材組織

本品橫切面：最外層爲栓皮層（但市場品之生半夏只有部分栓皮層殘存），由8 ～ 11層細胞組成，排列緻密，呈類方形、長方形或長扁平形，切線性排列，寬 2 ～ 6μm，長 10 ～ 50μm，木化。其內側爲薄壁細胞，呈類圓形、卵圓形、橢圓形、多角形或不定形，薄壁細胞中充滿澱粉粒，呈類圓形至橢圓形、多角形或不規則形，部分可見線狀、破裂狀、星狀臍點，較大之澱粉粒可見明顯層紋；常單獨或 2 ～ 8 個聚集成複粒，直徑約 2 ～ 30μm。皮部並散布黏液細胞，內含草酸鈣針晶束，直徑 1 ～ 2μm，長 20 ～ 50μm，切片時，針晶束常散落至附近之薄壁細胞上。維管束爲並立型、放射型或外木包圍型，導管直徑 4 ～ 60μm，壁厚，木化明顯或不明顯，層紋明顯，以螺旋紋導管爲主，極少數呈環紋導管。

性味與歸經

辛、溫；有毒。歸脾、胃、肺經。

功效

祛痰藥（溫化寒痰）。用量 3 ～ 11.5g。

燥溼化痰，止嘔。用於痰飲、咳喘、胸脘痞悶、噁心、嘔吐、眩暈。

炮製目的

去毒。

半夏有大毒，經炮製後可降低毒性，薑與半夏起協同作用，善於止嘔；法半夏用甘草和石灰制毒，並能緩和藥性；清半夏用白礬降低毒性，而且長於化痰。

炮製技術

- ●薑半夏：將半夏大小分開，用清水浸泡，每天換水 2 ～ 3 次，至內無白心時，去水；然後每 100kg 加白礬粉 8kg 拌勻，加水醃浸 2 ～ 3 天，取出用清水沖淨；另取生薑 25kg 搗碎加水煎煮，去渣取汁，加入白礬 4.5kg 與半夏共煮至熟透，取出晒乾或焙乾。用時搗碎。

- ●法半夏：將半夏按上法浸泡至透心時，每 100kg 用甘草 15kg 搗碎，置鍋內加水煎煮 2 次，過濾取液，再將石灰塊 15kg 投入攪拌使成混懸液，濾去雜質，與浸透的半夏浸泡，液面以超過半夏 6cm 為度。每天並攪拌 1 ～ 2 次，浸泡 1 週左右，取出大個半夏，剖開切面黃色均勻，口嚐微有麻辣感為度，

撈出，用清水沖洗石灰粉末，烘乾或陰乾。用時搗碎。

炮製前後臨床上功效及適應症的不同

● 生用：消腫止痛，外用治癰腫。

● 薑半夏：薑炙後增強降逆止嘔的作用，以溫中化痰，降逆止嘔為主。

● 法半夏：毒性低，能消痰化飲，以治寒痰、溼痰為主，同時具有調脾和胃作用。

炮製前後主要成分含量差異性

● 精油、黏液、脂肪油、苦澀味成分（homogentisci acid, 3, 4-dihydro xybenzaldehyde），ß-sitosterol, choline, L-ephedrine。經炮製後所有成分會降解。

● 法半夏炮製過程中甘草酸（glycyrrhizin）上升到一定程度又會下降，由於甘草酸能降低半夏的毒副作用，故半夏炮製到 5 ～ 6 天甘草酸含量達到最高。

● 研究指出以半夏炮製品中的生物鹼含量進行比較，結果為生半夏＞法半夏＞薑半夏＞清半夏＞水半夏；研究也指出半夏炮製品如以胺基酸含量，依次為清半夏＞薑半夏＞水半夏＞法半夏。

● 本品之稀乙醇抽提物應在 3.5％以上，水抽提物應在 9.0％以上。

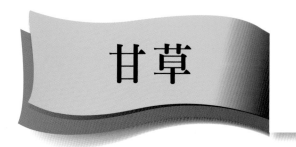

甘草

Glycyrrhizae Radix

▼ 甘草

▼ 甘草梢

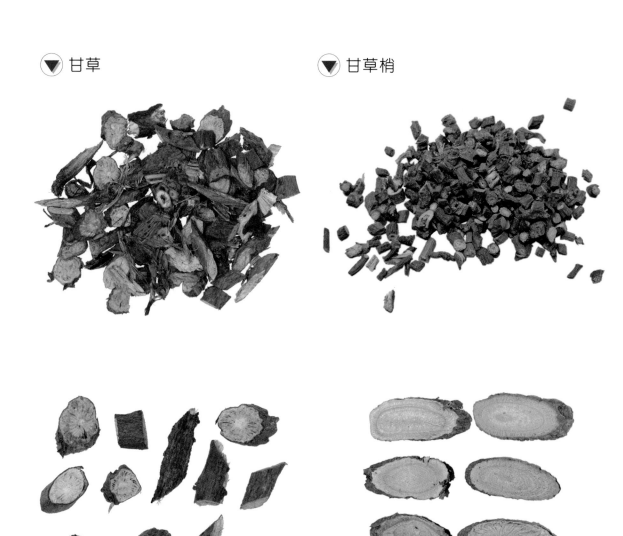

藥材基原

本品爲豆科【Leguminosae（Fabaceae）】植物，甘草 *Glycyrrhiza glabra* L. 或其他同屬別種植物之乾燥根及根莖。春秋兩季採挖。

藥材性狀

本品呈圓柱形，直徑約爲 1 ～ 3cm。未去皮者現黃棕色或灰棕色，外面有縱皺紋並常附有小芽及麟葉。去皮者現淡黃色，外面呈纖維狀。根莖之橫切面在半徑約 2/3 處有頗明顯之形成層，中心髓部甚小，木質部及韌皮部呈放射形。折斷面呈粗纖維性。臭微而特殊，味甜。

藥材組織

本品橫切面，栓皮由 10 ～ 20 層細胞組成，其近外側之木栓細胞中含有紅棕色之非晶形內容物，最內方之三之四列木栓細胞之胞壁較厚而無色。木栓皮層包括一至三層縱長排列之薄壁細胞，其中含有草酸鈣稜柱晶。寬闊之韌皮部中有放射形之廣闊髓線。韌皮纖維之胞壁頗厚，常聚集成束，作放射形排列。每一韌皮纖維束之外圍，均爲結晶房纖維。含有長爲 10 ～ 35μm 之草酸鈣稜晶。形成層係由三層至多層之細胞所組成，木質部呈放射形。髓線之幅爲三至五列細胞。導管現黃色孔紋或網紋，其徑爲 80 ～ 200μm，外圍爲假導管，木化纖維束之外圍亦具有結晶房組織。木部薄壁細胞位導管間者，其胞壁較厚，並具有孔紋，中心爲髓部薄壁組織，各薄壁組織中均含有澱粉粒。根之橫切面所示組織與根莖相似，但無髓部。薄壁組織中含有多量卵圓形之單澱粉粒，其長爲 3 ～ 20μm 不等。

性味與歸經

甘、平。歸心、肺、脾、胃經。

功效

矯味藥。常用劑量 1 日量 2 ～ 11.5g。

清熱解毒，止咳祛痰，補脾和胃，調和諸藥。用於咽喉腫痛、咳嗽、心悸、脘腹虛痛、潰瘍病、瘡瘍。

炮製目的

解毒，緩和藥性。有效成分易溶於水，炮製加工水久浸，以免成分流失。

炮製技術

● 將原藥按粗細分檔，除去雜質，洗淨，撈出，潤透心後切成斜片，厚 0.3cm，烘或晾乾，篩去灰屑。

● 炙甘草：取甘草片，每 600g 用煉蜜 200g（將蜂蜜加入 40 ～ 50cc 加熱使其溶化）拌勻，稍悶，置鍋內用文火炒至變爲深黃色、不黏手爲度，取出放涼。

● 蜜製：先將煉蜜 25kg 加適量開水稀釋後，加入淨甘草片 100kg 拌勻，燜透，置鍋內用文火炒至黃色，不黏手，取出，放涼。

炮製前後臨床上功效及適應症的不同

● 生用：大瀉熱火，清熱解毒，祛痰止咳。

● 炙甘草：以補脾和胃，益氣復脈力強。

● 蜜製：溫中補氣。蜜炙後增強其補脾益氣作用。

● 甘草梢（根的末梢部分或細根）利水通淋，用於小便不暢，尿道作痛。

● 甘草節清熱解毒，用於癰疽熱癤腫痛。

注意事項 反芫花、大戟、甘遂和海藻。

炮製前後主要成分含量差異性

甘草化學成分有四種：三萜類、黃酮類、生物鹼類及多醣類。

● 甘味成分：glycyrrhizin, flavanone(liquiritin, liquiritigenin), chalcones, isoflavan。

● glycyrrhizin 有 corticoid 作用（具有調節醣、脂肪和蛋白質的生物合成和代謝的作用，還具有抗炎作用），稱其為「糖皮質素」。

● 甘草中的有效成分，易溶於水中，加工時不宜久浸，避免有效成分流失。

● 臺灣中藥典規定所含水抽提物應在 20％以上，甘草酸（glycyrrhizic acid）應在 2.0％。

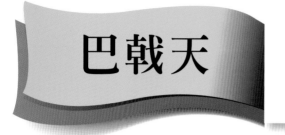

巴戟天

Morindae Officinalis Radix

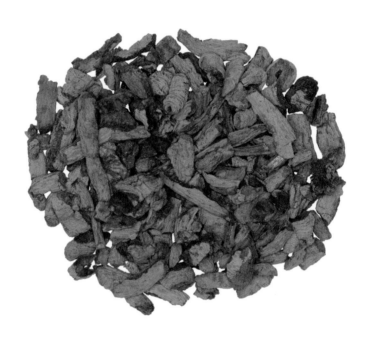

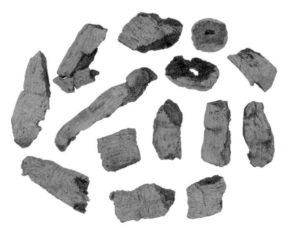

藥材基原

本品為茜草科（Rubiaceae）植物巴戟天 *Morinda officinalis* How 之乾燥根。

藥材性狀

本品呈扁圓柱形，略彎曲，長短不等，直徑 0.5 ～ 2cm。表面灰黃色或暗灰色，具縱紋及橫裂紋，有的皮部橫向斷離露出木部，質韌，肉厚易剝落，斷面皮部厚，紫色或淡紫色，易與木部剝離，木部堅硬，黃棕色或黃白色，直徑 1 ～ 5mm。無臭，味甘而微澀。

藥材組織

本品橫切面：木栓層為數層細胞；皮層外側石細胞單個或數個成群，斷續排列成環，薄壁細胞含有草酸鈣針晶束，切向排列。韌皮部寬廣，內側薄壁細胞含草酸鈣針晶束，軸向排列。形成層明顯。木質部導管單個散在或 2 ～ 3 個相聚，放射狀排列，直徑至 105μm；木纖維較發達；木髓線寬 1 ～ 3 層細胞；偶見非木化的木薄壁細胞群。

性味與歸經

甘、平，微溫。歸腎、肝經。

功效

補益藥（助陽）。用量 3 ～ 10g。

補腎陽，強筋骨。用於腰膝無力、關節酸痛、小腹冷痛、陽痿、遺精。

炮製目的

蒸後易去心，增強溫補腎陽功效。

炮製技術

●**鹽製**：用水洗淨，每 100kg 用食鹽 3kg，加水適量溶化，傾入巴戟天內拌勻，潤透，然後置蒸籠中蒸 2 小時，取出除去木心，切成段，長 1.5cm，晒乾。

●**炙巴戟天**：煮甘草水，加入巴戟天，煮至鬆軟除去木心，切成段，長 1.5cm，晒乾。

炮製前後臨床上功效及適應症的不同

●**生用**：常用於腎虛而兼風溼之證，治風冷腰痛，補肝腎祛風溼力強。

●**鹽製**：引藥入腎，增強補腎助陽的作用，多服久服無傷陰。

●**酒炒**：祛風溼。

●**甘草水製**：增加甘溫補益作用，補腎助陽，強筋骨，多用於脾腎虧損、腰腳疼痛、身重乏力之症。

炮製前後主要成分含量差異性

● 成分：vitamin-C, sugars, 蒽醌類、氨基酸類、環稀醚萜類等。

● 各種炮製方法對有效成分水晶蘭苷、蒽菎類都有很大的變化。

● 經過鹽製和甘草水製後的巴戟肉微量元素含量比蒸製過的巴戟肉低。

● 本品之稀乙醇抽提物應在 50.0% 以上，水抽提物應在 55.0% 以上。

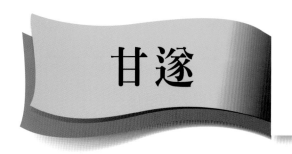

甘遂

Kansui Radix

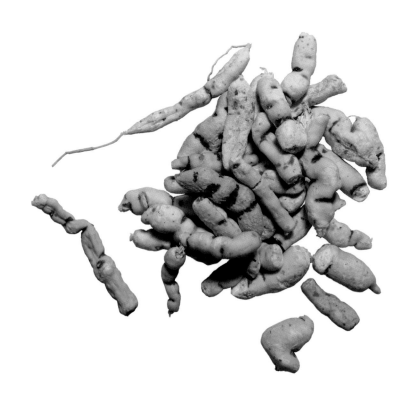

藥材基原

為大戟科（Euphorbiaceae）植物甘遂 *Euphorbia kansui* T. N. Liou ex T. P. Wang 的乾燥塊根。春季開花前或秋末莖葉枯萎後採挖。

藥材性狀

本品肥厚者呈長紡錘形或長橢圓形，兩端漸細，中間常縊縮呈連珠狀，長 2 ～ 10cm，直徑 0.6 ～ 1.5cm，表面黃白色，常殘留未去淨的棕紅色栓皮斑塊，於縊縮處尤為明顯，並有少數鬚根斷痕。本品細長者略呈棒狀，稍彎曲，直徑 3 ～ 5mm，紅棕色栓皮大部未除去，有明顯的縱槽紋及少數橫長皮孔。質較輕，折斷面皮部厚，類白色，木部淡黃色，微顯放射狀紋理。氣微，味微甘、辛，有刺激性。

藥材組織

本品橫切面，最外緣為外被角質層之表皮細胞，1 層，多為破裂狀，細胞呈長方形、類方形。栓皮層 6 ～ 9 層，細胞呈長方形、類長方形、類方形。皮層略窄，5 ～ 8 層，細胞呈長方形扁、長方形；散見有呈類三角形、類長方形、類方形或不規則形之厚壁細胞，微木化或非木化，直徑 24 ～ 26μm，長 66 ～ 110μm。韌皮部寬廣，約占 2/3，主要由充滿澱粉粒之薄壁細胞所組成，細胞呈長方形、類長方形、類方形、類多邊形，類圓形具有明顯的細胞間隙；偶見有內含淡黃色分泌物的無節乳汁管；愈近形成層細胞愈小，可見細小之篩細胞。形成層成環，略明顯，3 ～ 5 層，細胞呈長方形、扁長方形。木質部略廣，約占 1/3，由導管木部薄壁細胞、木部纖維所組成；導管，略大，單個散生或數個連生，斷續呈放射狀排列，導管旁偶見有非木質化的纖維，直徑

18 ～ 65μm，主爲有緣孔紋、孔紋導管，細胞呈類圓形、類多邊形、類卵圓形、類方形；髓線略廣，延伸至韌皮部，由薄壁細胞組成，細胞呈類長方形、類方形、類多邊形、類圓形，內充滿澱粉粒。中央爲初生木質部，由導管及小形的薄壁細胞組成。

性味與歸經

苦、寒；有毒。歸肺、腎、大腸經。

功效

瀉下藥（攻下逐水）。用量 0.5 ～ 1.5g。

瀉水逐痰。用於重症水腫、胸水、腹水、癲癇。

炮製目的

去毒、減毒，醋製減低毒性，緩和瀉下作用。

炮製技術

- ●**醋甘遂**：用水洗淨泥沙，每 500g 用醋 250g，加水適量共置鍋中，煮至醋液被甘遂吸盡，取出晒乾；另一法用醋潤透後，用文火炒乾或蒸後晒乾，爲最主要的炮製方法，可增加甘遂重量。
- ●**甘草蒸**：甘遂 600g，甘草 150g。先將甘草用水煎湯，除去殘渣再投入甘遂浸泡一夜後蒸 1 小時，甘遂的重量約減輕 40％。

- 豆腐煮：甘遂 600g，豆腐 120g（5：1）。先將豆腐在鍋內煮沸投入甘遂煮沸 30～40 分鐘後，揀去豆腐，將甘遂切成黃豆大的碎塊，晒乾，這樣炮製甘遂的重量約減輕 50％。入甘遂浸泡一夜後蒸 1 小時，甘遂的重量約減輕 40％。

- 煨甘遂：甘遂 60kg，麵粉 12g。先將麵粉加水製成麵皮，再將甘遂包起來埋於灰中，待皮呈黃除去麵皮即可。

- 炒甘遂：先將細碎黃土炒熱，加入甘遂，用微火炒至甘遂逐膨脹成黃，篩去黃土即可。（炒製溫度控制在 2,600℃，時間 7 分鐘最好）

炮製前後臨床上功效及適應症的不同

- 醋製減其毒性。
- 生甘遂苦寒有毒，作用猛烈，為瀉水逐飲之峻藥，易傷正氣。
- 醋甘遂能降低毒性，緩和瀉下作用。
- 臨床內服用製甘遂，生品多外用。

炮製前後主要成分含量差異性

- 成分：四環性 triterpenoid（euphadienol, tirucallol）。主要化學成分為二萜及三萜類化合物。
- 各種炮製方法都會使甘遂重量減輕，用量 30％的醋炒為最好的炮製方法並可增加甘遂重量，並可降低甘遂刺激性緩和瀉下作用。
- 本品之稀乙醇抽提物應在 14.0％以上，水抽提物應在 12.0％以上。

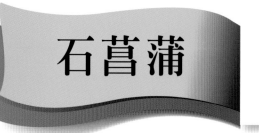

石菖蒲

Acori Tatarinowii Rhizoma

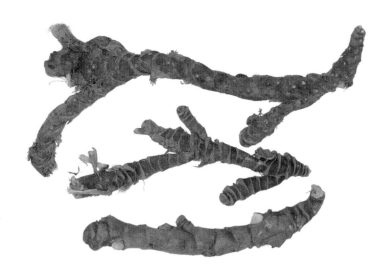

藥材基原

本品為天南星科（Araceae）植物石菖蒲 *Acorus gramineus* Soland. 之乾燥根莖。古代文獻稱菖蒲以「一寸九節者良」，故本品亦稱為九節菖蒲，但現代所用之九節菖蒲為毛茛科（Ranunculaceae）植物阿勒泰銀蓮花 *Anemone altaica* Fisch. 的根莖，不得與石菖蒲相混淆。

藥材性狀

本品呈扁圓柱形，彎曲有分枝，長 3 ～ 20cm，直徑 0.5 ～ 1cm，外表棕褐或紅棕色，環節緊密，節間有三角形葉痕，具細縱紋，左右交互排列，附毛鱗狀物，根莖下方具圓點狀凸起根痕，質堅易折，斷面纖維性，黃白到灰白色，有環狀內皮層，氣芳香，味微辛。

藥材組織

本品橫切面，表皮細胞類方形，外壁增厚，棕色，有的含紅棕色內含物。皮層寬厚，由很多層薄壁細胞組成，細胞中充滿澱粉粒。皮層部散列眾多纖維束和葉跡維管束，纖維束大小不一，纖維直徑 6 ～ 21μm，纖維束周圍的薄壁細胞中含有草酸鈣結晶，在縱切面觀形成晶纖維。葉跡維管束外韌型、韌皮部細胞頗小。木質部導管成群，直徑 9 ～ 32μm，以螺旋紋、環紋為主。維管束鞘由木化纖維組成。內皮層明顯。中心柱占根莖約 1/3，其中散列多數維管束，鄰近內皮層的排列較密，維管束外木包圍型，韌皮部細胞小，導管直徑 9 ～ 32μm，以螺旋紋、網紋為主，維管束鞘纖維較少，纖維周圍的薄壁細胞內含草酸鈣方晶，形成結晶纖維。

性味與歸經

辛、苦、溫。歸心、肝、胃經。

功效

開竅藥。用量 3 ～ 10 g。

開竅，化溼，和胃；用於痰蒙清竅、昏厥舌強、胸腹脹悶、食欲不振；溼阻中焦、脘腹痞滿、脹悶疼痛；噤口下痢、神昏癲癇、健忘、失眠。

炮製目的

主要的炮製在調和其竄性，增強其和中健脾止瀉的功效。

炮製技術

● 除去根毛雜質，用水洗淨，略浸，潤透後，取出切成片，厚 0.3cm，晒乾。
● 炒石菖蒲：用強火將鍋過熱，投入麩皮見其冒煙，再投入菖蒲炒至成金黃色，篩去麩皮即可。
● 薑石菖蒲：石菖蒲 600g，生薑 70g，開水適量。先將石菖蒲片用溫火炒後再加生薑汁拌炒至即可。

炮製前後臨床上功效及適應症的不同

● 過度炮製會使精油散發，芳香散去，開竅功能減退。
● 石菖蒲晒乾後質地堅硬，一般洗淨悶潤便於切片，藥效容易煎出。

炮製前後主要成分含量差異性

- 成分：精油約 0.5 ～ 0.8％，其主成分為 asarone（約 86％），歐洲細辛亦含有 asarone。
- 本品之稀乙醇抽提物應在 12.0％以上，水抽提物應在 11.0％以上，所含揮發油應在 1.0％（v/w）以上，所含 α-細辛醚（α-asarone）不得少於 0.10％。

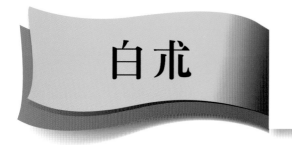

白朮

Atractylodis Macrocephalae Rhizoma

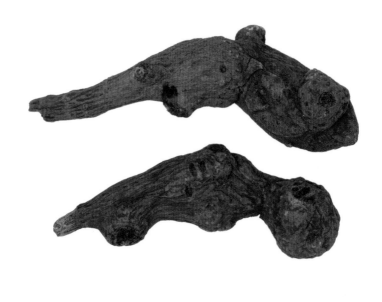

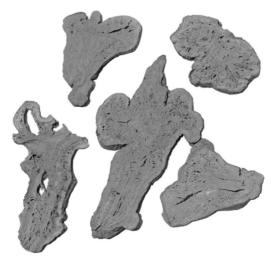

藥材基原

本品為菊科（Compositae）植物白朮 *Atractylodes macrocephala* Koidz. 之乾燥根莖。

藥材性狀

本品呈拳狀團塊，有多個瘤狀短分枝，也有根莖主軸延伸，下部膨大如蹄狀，長 3 ～ 13cm，直徑 1.5 ～ 7cm。表面黃褐色或灰棕色，有不規則縱皺紋及少數橫裂縫，瘤狀分枝的頂端有盤狀芽痕，根莖上端有莖基或莖痕，下方具點狀根痕或斷根殘基。質堅實，斷面皮部黃白色，中間色較深，形成層環紋棕色，隨處散有黃色油點（油室），烘乾者斷面角質樣，色較深或有裂隙。有濃郁香氣，味甜、微辛，略帶黏液性。

藥材組織

本品橫切面：木栓層為多層木栓細胞，夾有 1 ～ 2 條斷續的石細胞帶。皮層較窄。韌皮部狹長，較老。根莖有時可見韌皮纖維束。形成層成環。木質部導管束單股或 2 ～ 3 分叉，放射狀排列，導管單個或數個徑向分布；木纖維束偏於木部內側。髓部較大。皮層、髓線及髓部均散有溶生性大型油室，內含棕黃色油滴。本品薄壁細胞含菊糖，並充滿微細草酸鈣針晶。

性味與歸經

苦、甘、溫。歸脾、胃經。

功效

補益藥（補氣）。用量 6 ～ 15g。

健脾燥溼。用於脾虛食少、腹脹、腹瀉、痰飲眩暈、水腫、胎動不安。

炮製目的

減少刺激，緩和燥性，增加療效。主要土炒後，有增加健脾和胃、止嘔止瀉的作用。

炮製技術

● 洗淨泥沙，用清水浸 3 小時，取出瀝乾水分，悶潤透心，置蒸籠中蒸透心，取出，切成片，厚 0.3cm，晒乾。

● 土製：取白朮片 100kg，用灶心土（伏龍肝）細粉 2 kg 炒至表面掛有土色，篩去多餘的土。（臺灣習慣採用紅土或赤石脂拌炒爲主）

● 麩製：麩皮 5 ～ 10kg 撒入熱鍋內，加熱至冒煙時，加入白朮片 100kg，迅速翻動，炒至色變深，取出，篩去麩皮，放涼。

● 鹽白朮：取白朮片 600g，食鹽 20g。先將白朮片用文火炒至表面焦黑色，噴灑鹽水並即起藥。

● 焦白朮：將生白朮片炒至焦黃色即可。

● 泔製：將生白朮片投入米泔水（淘米水）中浸泡後，作切片晒乾即可。

炮製前後臨床上功效及適應症的不同

● 白朮生品：「健脾」燥溼，利水消腫，多用於水溼內停之痰飲或水氣外溢

之水腫，及風溼痹痛。

● 焦白朮：健脾兼消化劑。精油約損失 15％。

● 白朮炭：止血痢。

● 土炒製：補脾止瀉。因白朮片黏附鹼性土粉（經分析含有 Al_2O_3, $CaCO_3$, CaO, Na_2SiO_3）可中和胃酸。

● 麩製：緩和燥性，醒脾和胃消脹作用。

● 泔製、炒製：緩和燥性。

炮製前後主要成分含量差異性

● 成分含精油約 1.5％〔主成分 atractylone（20％），hinesol 等〕，白朮精油有中的樞抑制、血壓下降、末梢血管擴張作用。不同的炮製方法及時間，對白朮中白朮內酯III含量均有增加，這可能是白朮中所含蒼朮酮（atractylon）不穩定，遇熱、見光易分解產生白朮內酯III（atractyleonlide III）；清炒、麩炒白朮內酯III也會下降，可能沒控制好溫度，溫度過高時白朮內酯III會脫去水轉化成白朮內酯 I（atractyleonlide I）。

● 白朮經土炒後揮發油損失約 15％，揮發油的顏色加深，折光率加大，對胃腸的刺激減小，藥性緩和。

● 白朮麩炒後化學成分有所增加，尤其是內酯類（lactone）成分含量增多。

● 不同方法炮製白朮，其揮發油含量不同，白朮生品＞麩炒製白朮＞土炒白朮＞炒焦白朮，白朮麩炒製後化學成分有所增加，尤其是內酯類（lactone）成分含量增多。

● 本品之稀乙醇抽提物應在 18.0％以上，水抽提物應在 22.0％以上。

地黃

Rehmanniae Radix

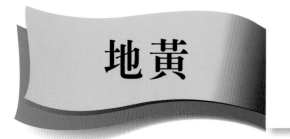

▼ 熟地黃

▼ 生地黃

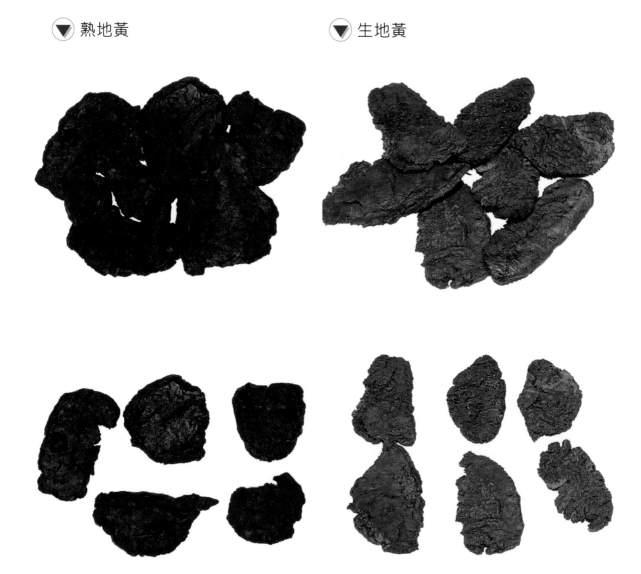

藥材基原

本品為玄參科（Scrophulariaceae）植物地黃 *Rehmannia glutinosa* Libosch. 之新鮮或乾燥塊根。秋季採挖，除去蘆頭、鬚根及泥沙，鮮用；或將地黃緩緩烘焙至約八成乾。前者習稱「鮮地黃」，後者習稱「生地黃」。

藥材性狀

鮮地黃：塊根紡錘形或圓柱形，長 9 ～ 15cm，直徑 1 ～ 6cm，外皮薄，表面淺紅黃色，具彎曲的皺紋、橫長皮孔及不規則的疤痕。肉質，易斷，斷面淡黃白色，可見橘紅色油點，中部有放射狀紋理。氣微，味微甜、微苦。

生地黃：呈不規則的團塊或長圓形，中間膨大，兩端稍細，長 6 ～ 12cm，直徑 3 ～ 6cm。有的細小，長條形，稍扁而扭曲。表面灰黑色或灰棕色，極皺縮，具不規則的橫曲紋。體重，質較軟而韌，不易折斷，斷面灰黑色、棕黑色或烏黑色，有光澤，具黏性，無臭，味微甜。

藥材組織

鮮地黃塊根橫切面：木栓層為數層細胞。皮層薄壁細胞排列疏鬆，散有多數分泌細胞，含橘黃色油滴；偶有石細胞。韌皮部分泌細胞較少。形成層成環。木質部髓線較寬；導管稀疏，排列成放射狀。

性味與歸經

甘、苦、寒。歸心、肝、腎、小腸經。

功效

清熱藥（清熱涼血）。用量 9 ～ 30g。

滋陰，補血。用於陰虛血少，目昏耳鳴，腰膝酸軟，消渴，遺精，經閉，崩漏。

炮製目的

改善藥性，提升療效。經蒸製後的熟地黃，質厚、味濃，其性由寒轉溫，其味由苦轉甘，其功能由清轉補，以滋陰補血，益精填髓為主。可借酒力行散利於補血通血脈。

炮製技術

㈠淨製：除去雜質，洗淨，去鬚根。

㈡切製：生地黃：除去雜質，洗淨，燜潤，切厚片 2 ～ 3mm，乾燥。

㈢炮製

● 熟地黃

⑴蒸熟地黃

①取淨生地黃 100kg，加黃酒 30 ～ 50kg，置適宜的容器內，密閉，水加熱或用蒸氣加熱燉至酒吸盡，取出，晒至外皮黏液稍乾時，切厚片，乾燥。

②取淨生地黃，置容器內，加熱蒸至黑潤取出，晒至約八成乾時，切厚片，乾燥。

(2)酒熟地黃

①酒煮：生地片 600g，酒約 225 ～ 300cc。將生地與酒混拌添加適量的水，使生地淹沒於酒中，用微火煮至酒及水全被生地吸盡後晒乾即可。

②酒浸：生地片 600g，酒約 120cc。將生地片浸酒後，晒乾即可。

●製炭

(1)生地炭：取生地片，置鍋內，用武火炒至發泡膨起，噴淋清水，取出，晾乾。

(2)熟地炭：取熟地黃片，置鍋內，用武火加熱，炒至發泡鼓起，內外焦黑色，噴淋清水少許，滅盡火星，取出，晾乾。

炮製前後臨床上功效及適應症的不同

●鮮生地：清熱涼血。

●生地黃：性寒，爲養陰清熱，涼血生津之品；滋陰養血。

●熟地黃：質重色黑，消渴，陰虛咳嗽，喘息，月經不調，血虛；補血、補陰、強壯、滋養等症。

●生地炭：涼血止血；熟地炭：補血止血。

●取生地加酒反覆蒸製，即能改變生地的寒性，並有補血作用，故稱熟地。

●砂仁拌熟地則利用砂仁的行氣消滯作用，以制熟地的滋膩，用於胃納差而需補血的患者。

炮製前後主要成分含量差異性

- 成分：mannitol, catalpol（iridoid 配糖體）, aucubin, raffinose, nelittoside, amino acid, atachyose, sucrose, β-sitosterol。

- 各種的炮製方法都會使熟地黃中的梓醇（catalpol）含量明顯降低約末 40 ～ 80％！唯酒熟地黃與蒸熟地黃、生地炭與熟地炭無明顯下降。糖類部分鮮地黃的含糖量低，經炮製後的熟地黃含糖（單醣）量高出 2 ～ 3 倍，探究原因應是熟地黃部分多醣和低聚醣類轉化水解之故。

- 本品生地黃之稀乙醇抽提物應在 60.0％以上，水抽提物應在 60.0％以上，所含梓醇（catalpol）不得少於 0.20％，毛蕊花糖苷（verbascoside）不得少於 0.02％。

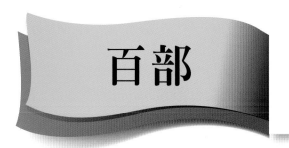

百部

Stemonae Radix

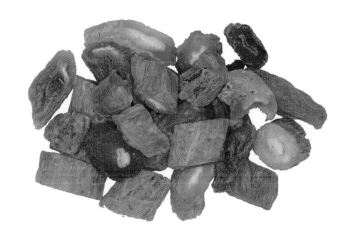

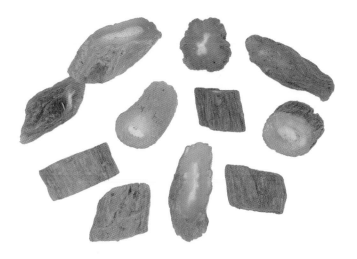

藥材基原

本品為百部科（Stemonaceae）植物直立百部 *Stemona sessilifolia* (Miq.) Miq.、蔓生百部 *Stemona japonica* (Bl.) Miq. 或對葉百部 *Stemona tuberosa* Lour. 之乾燥塊根。

藥材性狀

直立百部和蔓生百部之塊根單個或數個簇生，呈紡錘形，上端較細長，皺縮彎曲，長 5 ～ 12cm，直徑 0.5 ～ 1cm，表面黃白色或淡棕黃色，有不規則的深縱溝，間有橫皺紋。質脆，易吸潮變軟；斷面微帶角質，淡黃棕色或黃白色，皮部寬廣，中柱多扁縮。氣微，味先甜後苦。蔓生百部兩端稍狹細，表面多不規則皺褶及橫皺紋。對葉百部塊根粗大，長 12 ～ 25cm，直徑 0.8 ～ 2cm，表面淺棕色至灰棕色，皺紋較淺。質較堅實，斷面黃白色，中柱較大，髓部類白色。

藥材組織

- 小百部為直立百部根橫切面：根被為 3 ～ 4 層細胞，壁具細緻的條紋狀木化增厚。皮層寬廣，外皮層細胞排列整齊，內皮層細胞明顯。中柱韌皮部束及木質部束交互排列；韌皮部束內側有單個或 2 ～ 3 個成束的未木化纖維；木質部導管類多角形，徑向直徑約至 48μm，切向直徑約至 88μm，偶有單個或 2 ～ 3 個並列的導管分布於髓部外緣，作二輪列狀。髓部散有單個或 2 ～ 3 個成束的細小纖維。
- 蔓生百部根橫切面：根被為 3 ～ 6 層細胞。韌皮部纖維木化。導管較大，徑向直徑至 184μm。通常深入至髓部，大多呈三輪列狀。

● 大百部為對葉百部：根橫切面根被為 3 層細胞，細胞壁強木化，無細條紋，其內層細胞的內壁特厚。皮層外緣散有纖維，呈類方形，壁微木化。中柱韌皮部束 36 ～ 40 個；木質部導管呈圓多角形，直徑約至 107μm，各束由木化纖維及微木化的薄壁細胞連接成環。髓部纖維少，常單個散在。薄壁細胞中含糊化澱粉粒。市場上以大百部為主。

性味與歸經

甘、苦，微溫。歸肺經。

功效

祛痰藥（止咳平喘）。用量 3 ～ 10g。

潤肺止咳平喘、殺蟲。用於新久咳嗽、抗肺結核、百日咳、蟯蟲病。外用滅虱。

炮製目的

降低毒性，提升療效，尤其蜜製可緩和胃部刺纖性，並能增加溫補潤肺止咳作用。（生物鹼有小毒，對胃有刺激性用量不宜過大）

炮製技術

● 製百部：取百部片 60kg，甘草 4.8kg。先將甘草水煎為甘草汁，再將百部片投入浸泡晒乾即可。
● 炒百部：將百部片用微火炒至微黃色即可。

●製百部：取百部片 60kg，甘草 4.8kg，先將甘草水煎爲甘草汁，再將百部片投入浸泡晒乾即可。

●蜜炙百部：取百部片 500g，用煉蜜 100g 拌匀，置鍋內炒至不黏手爲度，取出放涼。

●蒸百部：將百部投入蒸籠，蒸製 0.5～4 小時後放冷再切成斜片，厚 0.3cm，晒乾即可。

●酒百部：將百部 600g，灑酒 75cc 予以混拌並蒸製 30 分鐘再取出晒乾即可。

炮製前後臨床上功效及適應症的不同

●生用：被用於人畜皮膚寄生蟲殺蟲劑。

●蜜製：增強潤肺止咳作用。用於寒嗽、骨蒸癆嗽等。

百部農用殺蟲劑處方　百部根 30g，肥皂 50g，水 5L。先煮百部根 30 分鐘，過濾後添加肥皂即可。

炮製前後主要成分含量差異性

●成分：alkaloid（stemonine, stemonidine, isostemonidine, tuberostemonine, stenine, paipunine）, malonic acid。stemona alkaloid 對呼吸中樞之興奮有抑制作用。

●炮製（蜜炙）後生物鹼總量會降低。

●本品之稀乙醇抽提物應在 55.0％以上，水抽提物應在 55.0％以上。

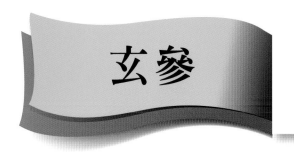

玄參

Scrophulariae Radix

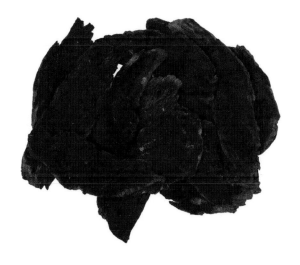

藥材基原

本品爲玄參科（Scrophulariaceae）植物玄參 *Scrophularia ningpoensis* Hemsl. 之乾燥根。

藥材性狀

本品呈圓錐形，中部略粗或上粗下細，有的微彎似羊角狀，長 6～20cm，直徑 1～3cm，表面灰黃色或棕褐色，有明顯的縱溝和橫向皮孔。質堅硬，不易折斷，斷面略平坦，烏黑色，微有光澤。氣特異似焦糖，味甘、微苦。以水浸泡，水呈墨黑色。

藥材組織

本品橫切面：後生皮層細胞棕黃色，呈不規則長方形，微木栓化。皮層細胞切向延長，長方形或類圓形，石細胞單個散在或 3～5 成群，韌皮髓線多裂隙。形成層成環。木質部占切面大部分，木髓線寬，亦多呈裂隙狀，導管呈斷續放射狀排列，中央有少數導管。薄壁組織含核狀物。

性味與歸經

甘、苦、鹹，微寒。歸肺、胃、腎經。

功效

清熱藥（清熱涼血）。用量 9～15g。

滋陰降火，涼血解毒。用於熱病煩渴、發斑、咽喉腫痛、咽白喉、便秘、淋巴結結核、癰腫。

炮製目的

蒸後減去寒性，以涼血，滋陰。

炮製技術

● 揀去雜質，切去蘆頭，用清水洗淨，切成斜片，厚 0.3cm，晒乾或烘乾。

● 鹽玄參：玄參 600g 炒鹽水 75g，水適量，將玄參片置於鍋中噴灑鹽水至比率噴完炒乾為止。

● 製玄參：玄參 6kg 與黑豆 600g、鹽 40 ～ 60g，水適量浸製，除去蘆頭切片。

注意事項　不宜與藜蘆同用，脾虛而下痢者禁服。

炮製前後臨床上功效及適應症的不同

● 鹽製玄參為補陰之藥，用於滋陰降火及解毒。

● 玄參生品瀉火解毒力強，解陽毒發斑、咽痛。

● 玄參生蒸製後緩其寒性，軟化且利於切片，利於有效成分煎出，以涼血滋陰，用於治療熱病傷陰、津傷便秘、骨蒸勞嗽。

炮製前後主要成分含量差異性

- 成分：harpagide, stachyose, fatty acid, phyto, p-Methoxy-cinnamic acid，含生物鹼、醣類、氨基酸、揮發油、脂肪酸等，炮製後生物鹼及揮發油減弱。
- 據研究指出玄參隨乾燥時間的延長，其中梓醇含量降低 60％及哈巴俄苷量降低 80％。
- 本品之稀乙醇抽提物應在 50.0％以上，水抽提物應在 50.0％以上，含哈巴苷（harpagide）和哈巴俄苷（harpagoside) 的總量不得少於 0.45％。

何首烏

Polygonum multiflorum Thunb

藥材基原

本品為蓼科（Polygonaceae）植物何首烏 *Polygonum multiflorum* Thunb. 之乾燥塊根。

藥材性狀

本品呈不規則紡錘狀或團塊狀，長 6.5 ～ 15cm，直徑 4 ～ 12cm。表面紅棕色或紅褐色，凹凸不平，有不規則皺紋及縱溝，皮孔橫長，兩端各有一個明顯根痕，露出纖維狀維管束。質堅實，不易折斷。切面淺紅棕色，有粉性，皮部散列異常維管束 4 ～ 11 個，形成「雲錦狀花紋」，中央形成層環明顯，有的呈木心。氣微，味微苦、澀。

藥材組織

本品橫切面：木栓層為數層細胞，含紅棕色物質。在韌皮部的外側組織中有異常維管束，一種是單個的維管束，另一種是複合維管束，均為外韌型。中央維管束形成層呈環狀，導管較少，有假導管及少數木纖維，中心為初生木質部。薄壁細胞含澱粉粒及草酸鈣簇晶。

性味與歸經

甘、苦、澀，微溫。歸肝、腎經。

功效

補益藥（補血）。用量 6 ～ 15g。

滋補、強壯、收斂精氣、消炎、治神經衰弱。

炮製目的

改變藥材功效，並增強補肝益血的功能。生首烏苦泄性平兼發散，解毒、消瘤。

炮製技術

- 切製：除去雜質，洗淨，稍浸，潤透，切厚片或塊，乾燥。
- 黑豆製：取何首烏片或塊，用黑豆汁拌勻，置非鐵質的適宜容器內，密閉，隔水加熱或用蒸汽加熱燉至汁液吸盡；或取何首烏片或塊，用黑豆汁拌勻，置適宜的容器內，加熱蒸至棕褐色時，取出，乾燥。每 100kg 何首烏片（塊），用黑豆 10kg。
- 酒蒸製：取 6 kg 何首烏片（塊），酒 1.2kg，將酒灑於何首烏上並予攪拌使其均勻滲透，再靜置一夜後蒸製 4 小時，外觀漸變為紫褐色即起藥。

注意事項　炮製忌用鐵器。置乾燥處防黴防蛀。

炮製前後臨床上功效及適應症的不同

- 生首烏苦泄性平兼發散，具解毒、消腫、潤腸通便的功能，用於瘰癧瘡癰、風疹搔癢、腸燥便秘、高血脂症。
- 黑豆汁製：增強滋陰補腎作用。

●製首烏：補肝腎、益精血、壯筋骨。用於頭暈耳鳴、頭髮早白、腰膝酸軟、肢體麻木、高血脂症。

炮製前後主要成分含量差異性

●首烏含 anthraquinone 誘導體（chrysophanol, emodin）tannin, 脂肪等。

●何首烏經過蒸煮過，使一部分具有致瀉做用的蒽醌衍生物含大黃素（emodin）、大黃酚（chrysophanol）、大黃酸（rhein）等，水解為無致瀉作用的游離蒽醌衍生物，致瀉作用隨蒸製時間而減弱。

●何首烏含有一種 lecithin（卵磷脂），是構成細胞膜和神經組織的成分，也是腦脊髓的主要成分，有強心作用治神經衰弱，促進血液新生。用酒蒸何首烏易於流出 lecithin（卵磷脂）。

●炮製後以二苯乙烯苷測試含量，生品＞清蒸品＞豆製品；若以含有 lecithin（卵磷脂）含量生品＞酒蒸＞豆製品＞清蒸品＞豆加酒製品。

●本品之稀乙醇抽提物應在 20.0％以上，水抽提物應在 20.0％以上。

實驗證明

　　何首烏用豆汁燉製炮製，具有解毒、消癰、潤腸通便之功效；炮製品具有補肝腎、益精血、烏鬚髮等功效。

　　經 HPLC-ELSD 測定何首烏炮製過程中單醣和雙醣含量的變化，研究結果顯示，在何首烏炮製過程中，既存在已知成分含量的變化，還有新的成分產生。經分離純化和結構鑑定，確定新產生的成分為 5- 羥甲基 -2- 糠醛（5-HMF）和 5- 羥基麥芽酚（DDMP），它們為糖的梅納反應，標誌著產物糖的成分變化。

芎藭

Chuanxiong Rhizoma

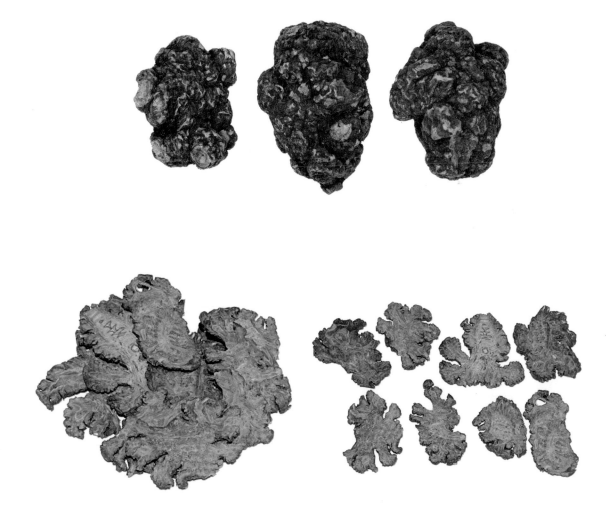

藥材基原

本品為繖形科（Umbelliferae）植物川芎 *Ligusticum chuanxiong* Hortorum 之乾燥根莖，習稱川芎。

藥材性狀

本品為不整齊結節狀拳形團塊，長 3～10cm，直徑 2～7cm。表面黃褐色，粗糙皺縮，有較密集平行隆起的輪節，頂端有類圓形凹陷的莖痕，下側及輪節上有多數小瘤狀根痕。質堅實，不易折斷，斷面黃白色或灰黃色，可見波狀環紋（形成層）及錯綜紋理，散有黃棕色小油點（油室）。有特異濃郁的香氣，味苦、辛，稍有麻舌感，後微回甜。

藥材組織

本品橫切面：木栓層為 10 餘層扁平木栓細胞。皮層狹窄，散有根跡維管束，細胞呈切向延長，有類圓形油室，直徑可達 200μm。韌皮部較寬厚，篩管群散列。形成層環成波狀。木質部導管束呈 U 字形，導管多角形或類圓形，偶有木纖維束。髓部較大，薄壁組織中散有多數油室。薄壁細胞含澱粉粒，有的含草酸鈣簇晶。

性味與歸經

辛，溫。歸肝、膽、心包經。

功效

理血藥（活血祛瘀）。用量 3 ～ 10g。

活血行氣，祛風止痛。用於偏頭痛、胸脅痛、經閉腹痛、風溼痛、跌打損傷。

炮製目的

引藥上行。酒製後引藥上行，增加活血行氣止痛作用。

炮製技術

● 炒川芎：將鍋加熱，撒入麩皮，見冒煙即投入川芎片炒至深黃色起鍋。

● 酒蒸：川芎 6kg，加酒 1,500cc，浸潤 2 日後加蒸 3 ～ 4 小時即可。

● 酒煮：將川芎用水浸泡 1 日後，加煮至芎心變爲金黃色，即予撈起再作酒悶 1 天晒乾即可。

● 酒麩炒：川芎 600g，加酒 75cc，攪拌使其均勻後入鍋，再加麩皮炒至呈深褐色止，放篩去麩皮即可。

炮製前後臨床上功效及適應症的不同

酒製後能引藥上行，增強活血通經、行氣、止痛作用，用於治療偏頭痛。

炮製前後主要成分含量差異性

- 精油 1 ～ 2%（主成分 ligustilide, sedanoic acid）, ferulic acid 等。
- 阿魏酸（ferulic acid）對平滑肌有抗痙作用。ligustilide 有 anti-acetylcholine 作用。
- 酒製後生物鹼含量增加。
- 趁川芎為鮮品時切製，有效成分藁本內酯含量最高，隨乾燥程度而遞減。
- 本品之稀乙醇抽提物應在 25.0% 以上，水抽提物應在 29.0% 以上，所含阿魏酸應在 0.07% 以上。

天麻

Gastrodiae Rhizoma

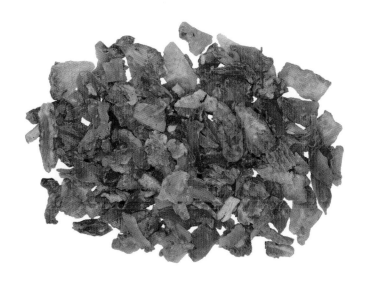

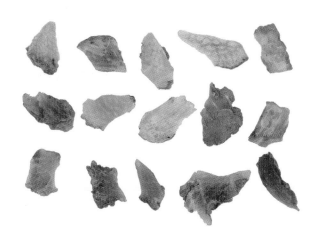

藥材基原

本品爲蘭科（Orchidaceae）植物天麻 *Gastrodia elata* Bl. 之乾燥塊莖。

藥材性狀

本品呈長橢圓形，扁縮而稍彎曲，長 5 ～ 13cm，寬 2 ～ 6cm，厚 1 ～ 3cm。一端有紅棕色乾枯芽苞，習稱「鸚哥嘴」或「紅小瓣」，或爲殘留莖基；另一端有自母麻脫落後的圓臍形疤痕。外皮剝落或部分殘存，表面黃白色或淡黃棕色，具環節，有點狀痕點或膜質鱗葉，有縱皺紋。質堅實，半透明，不易折斷，斷面較平坦，角質樣，氣特異，味甘、微辛。以質地堅實沉重、有鸚哥嘴、斷面明亮、無空心者爲「冬麻」，質佳；質地輕、有殘留莖基、斷面色晦暗、空心者爲「春麻」，質次。

藥材組織

本品橫切面：最外有時有殘留的表皮組織，淺棕色。皮層細胞切向延長，靠外側的一至數層細胞壁稍增厚，可見稀疏壁孔。中柱內維管束散在。周韌型或外韌型，每束導管 2 至數個，多角形。薄壁細胞中含有多醣類團塊狀物，遇碘液顯暗棕色，有的薄壁細胞內含草酸鈣針晶束。

性味與歸經

甘，平。歸肝經。

功效

平肝熄風藥。用量 3 ～ 11.5g。

平肝熄風，祛風定驚。用於頭暈目眩、肢體麻木、小兒驚風、癲癇、高血壓病、耳源性眩暈。

炮製目的

易於切片。炮製的過程儘量縮短與水接觸的時間，以免有效成分水解。

炮製技術

● 用水洗淨，每 500g 用生薑 100g，搗爛熬汁，過濾去渣，將薑汁加入天麻內拌勻潤透；然後置蒸籠內蒸至無白心，取出捶扁，晒至八九成乾，再悶軟，刨或切成片，厚 0.1 ～ 0.3cm，晒乾。

● 煨天麻：用溼紙包裹或用溼布包裹置鍋中、烘箱中、電鍋中，煨熟，切片及可；或用吸水性多的紙，裹生天麻片，用水噴溼，置鍋中，文火煨燒至紙焦黃，天麻片呈黃色。

● 炒天麻：取生天麻片至鍋內，文火炒至黃色為次度。

● 天麻蒸製方法最好，可減少天麻素及苷元溶解的損失。（生天麻晒乾因有成分可逆的變化天麻素↓及苷元↑，經蒸製殺酶後使天麻素↑及苷元↓）

炮製前後臨床上功效及適應症的不同

炮製後增強祛風，並有溫中祛痰之效。

◉生用：治一切風症，以平肝熄風止痙爲其功。

◉酒製：可資助天麻通達血脈，增其祛風通絡止痛的作用。

◉炒製：小兒慢驚風。

◉煨製：藥性緩和，養陰而熄風。

炮製前後主要成分含量差異性

◉香莢蘭醇、香莢蘭醛、天麻素（gastrodin）、β-谷甾醇、胡蘿蔔素、維生素A、抗眞菌蛋白、微量元素（以鐵的含量最高）。

◉本品含香莢蘭醇（vanilly alcohol）及微量生物鹼等，在加工炮製時儘量縮短與水接觸的時間，採用少泡多潤的方法，以免有效成分溶解於水或發生水解（天麻素及苷元）。

◉加熱可破壞酶，保存有效成分（天麻素及苷元）。

◉本品之稀乙醇抽提物應在14.0％以上，水抽提物應在18.0％以上，所含天麻素（gastrodin）不得少於0.20％。

知母

Anemarrhenae Rhizoma

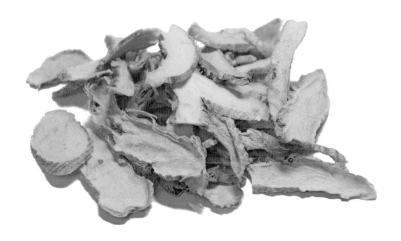

藥材基原

本品為百合科（Liliaceae）植物知母 *Anemarrhena asphodeloides Bunge* 之乾燥根。

藥材性狀

本品呈扁圓柱形，微彎，兩端粗細不同，偶有分枝，長 3 ～ 17cm，直徑 0.8 ～ 2cm，頭部有淺黃色葉痕及根痕，俗稱「金色頭」，上面中央有一道深縱溝，具緊密排列之環狀節，節上密生金黃色扁平絨毛，由兩側向根莖上方集中，另一面皺縮，有凹陷或凸起之小圓點根痕。質硬，易折，斷面黃白色，平坦，無臭，味甘而苦，帶黏性。

藥材組織

本品橫切面：木栓層為多層多角形或扁長方形木栓細胞。皮層散有少數葉跡維管束；內皮層不明顯。中柱散有多數外韌型維管束，維管束周圍的細胞含草酸鈣柱狀針晶。中柱鞘部位常有橫走的根跡維管束。本品黏液細胞隨處可見，以皮層中分布較多，內含草酸鈣針晶束。

性味與歸經

苦、甘，寒。歸肺、胃、腎經。

功效

清熱藥（清熱瀉火）。用量 6 ～ 12g。

清熱，消炎，止渴，滋陰。用於煩熱口渴、肺熱燥咳、消渴、午後潮熱。

炮製目的

利於貯存，緩和寒性。知母皂苷（timosaponin）為主要成分，用酒炒後，降低其苦寒性，增加 timosaponin 在水中的溶解度。用鹽水炒後，可以使黏液質破壞，有效成分易於煎出。

炮製技術

● 刮去茸毛，用水洗淨，潤透，取出切成片，厚 0.3cm，晒乾。

● 鹽知母：知母 6kg 用鹽 120g（加水適量溶化），潤透，置鍋中文火炒乾，取出放涼。鹽炒後減其苦寒之性，並可引藥入腎，有助滋陰潤燥作用。

● 酒製：同鹽炒法，知母 6kg 用黃酒 1.2kg，置鍋中文火噴灑炒乾，取出放涼。

炮製前後臨床上功效及適應症的不同

生品抗炎效果最好。

● 炒製：緩和寒性。

● 酒製：取其上行，益腎滋陰。

● 鹽炒：可引藥下行，專於入腎，增強滋陰降火的作用，善清虛熱。

炮製前後主要成分含量差異性

● 成 分：saponin（timosaponin A-I, A-II, A-III, A-IV, B-I, B-II; sarsasapogenin, markogenin, neogitogenin）, xanthone-C-glycoside（magniferin）; vitamin。

● 知母總多醣是知母抗炎作用主要有效成分，cis-hinokirinol 爲知母鎭靜作用的有效成分，屬於脂溶性成分。炒製、酒炙都會使知母鎭靜作用增強。

● 在不同的知母炮製品中，菝葜皀苷元含量都較生品爲高，其中鹽炙品增長最爲明顯，鹽炙＞麩炒＞清炒＞酒炒＞酒炙＞生品，這證明傳統炮製方法的合理性。

● 本品之稀乙醇抽提物應在 30％以上，水抽提物應在 40％以上，所含芒果苷（mangiferin）不得少於 0.70％，含知母皀苷 BⅡ（timosaponin BⅡ）不得少於 3.0％。

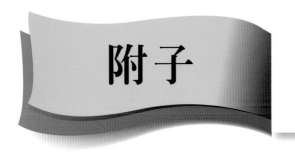

附子

Aconiti Lateralis Preparata Radix

▼ 未炮製

▼ 炮製後

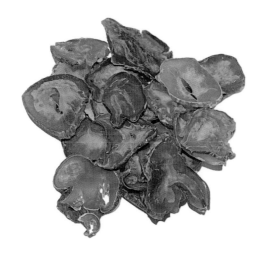

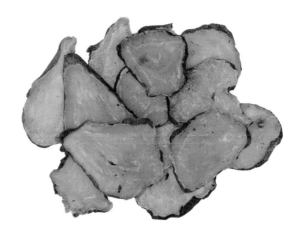

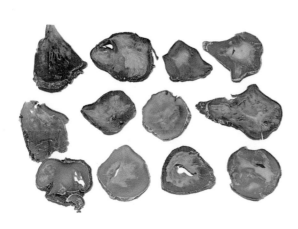

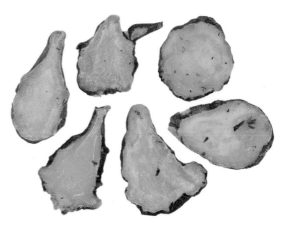

藥材基原

為毛茛科（Ranunculaceae）植物烏頭 *Aconitum carmichaeli* Debx. 子根的加工品。因其附烏頭而生，故稱附子。無子根者稱天雄。6 月下旬～8 月上旬採挖，除去母根、鬚根及泥沙，習稱「泥附子」，加工成下列品種：

⑴選擇個大、均勻的泥附子，洗淨，浸入食用膽巴的水溶液中過夜，再加食鹽，繼續浸泡，每日取出晒晾，並逐漸延長晒晾時間，直至附子表面出現大量結晶鹽粒（鹽霜）、體質變硬為止，習稱「鹽附子」。

⑵取泥附子，按大小分別洗淨，浸入食用膽巴的水溶液中數日，連同浸液煮至透心，撈出，水漂，縱切成厚約 0.5cm 的片，再用水浸漂，用調色液使附片染成濃茶色，取出，蒸至出現油面、光澤後，烘至半乾，再晒乾或繼續烘乾，習稱「黑順片」。

⑶選擇大小均勻的泥附子，洗淨，浸入食用膽巴的水溶液中數日，連同浸液煮至透心，撈出，剝去外皮，縱切成厚約 0.3cm 的片，用水浸漂，取出，蒸透，晒乾，習稱「白附片」。

藥材性狀

鹽附子：呈圓錐形，長 4～7cm，直徑 3～5cm。表面灰黑色，被鹽霜，頂端有凹陷的芽痕，周圍有瘤狀凸起的支根或支根痕。體重，橫切面灰褐色，可見充滿鹽霜的小空隙及多角形形成層環紋，環紋內側導管束排列不整齊。氣微，味鹹而麻，刺舌。

黑順片：為縱切片，上寬下窄，長 1.7～5cm，寬 0.9～3cm，厚 0.2～0.5cm。外皮黑褐色，切面暗黃色，油潤具光澤，半透明狀，並有縱向導管束。質硬而脆，斷面角質樣。氣微，味淡。

白附片：無外皮，黃白色，半透明，厚約 0.3cm。

藥材組織

本品橫切面：後生皮層為棕色木栓化細胞；皮層薄壁組織偶見石細胞，單個散在或數個成群，類長方形、方形或長橢圓形，胞腔較大；內皮層不甚明顯。韌皮部散有篩管群，內側偶見纖維束。形成層類多角形，其內外側偶有 1 至數個異型維管束，木質部導管多列，呈徑向或略呈 "V" 形排列。髓部明顯。薄壁細胞充滿澱粉粒。

性味與歸經

辛、甘，大熱；有毒。歸心、腎、脾經。

功效

溫裡藥。用量 3 ～ 15g。

強心、止痛、興奮、利尿、散寒、除溼。內服須需經炮製，生附子宜先煎，久煎。

回陽補火，散寒止痛。用於亡陽虛脫、四肢厥冷、汗出脈微、腎陽不足、畏寒肢冷、陽痿尿頻、虛寒泄瀉、脘腹冷痛、陽虛水腫、風寒溼痹、周身關節疼痛等。

炮製目的

生附子有毒，加工後降低毒性，總生物鹼及雙酯鹼的含量均大大減少；用甘草、黑豆煮，減低毒性。

炮製技術

● 淨製：鹽附子除去雜質及表面鹽霜；取鹽附子，加水浸泡至鹽盡爲度。

● 切製：切薄片，晒乾。除去皮、臍，切片；蒸煮後切極薄的須刀片，晒乾。

● 炮製：

1. 黑順片：生附子 2kg 洗淨，加 1kg $MgCl_2$ 粉末後並加水蓋過附子，浸泡 6 天，加入膽巴水煮沸到 100°，煮 4 小時撈出清洗，晒乾，切厚片，浸 $MgCl_2$ 溶液加調色劑（黑糖 1kg ＋沙拉油 400cc）染色，水漂 4 次，以 80℃，4 小時蒸熟晒乾 4 天。

2. 白附片：生附子 2kg（洗淨），浸入 1kg $MgCl_2$ 溶液 6 天，加入膽巴水煮沸到 100℃煮 4 小時，去皮縱切薄片，水漂 4 次，以 80℃ 4 小時蒸熟，晒半乾 1 天，硫黃燻成白色，晒乾 4 天。

3. 炮附片：取沙置鍋內，用武火炒熱，加入淨附片，拌炒至鼓起並微變色，取出，篩去沙，放涼。

4. 黑順片、白附片可直接入藥，鹽附子需再製後才可使用。

5. 炮附子：取沙置鍋中炒熱，加附子同炒至微鼓脹、焦黃時，取出放涼。

6. 甘草製：附子 60kg，甘草 3kg。將經浸泡的附子添加甘草蒸製再予放冷即可。

● 白礬製：附子 6kg，白礬 1.2 kg（5：1）。將經浸泡的附子加水煮沸後，添加明礬再煮半小時，隨時起藥作乾燥（6 ～ 7 分），再予悶潤後，再行切片。

● 薑製：附子 6kg，鮮薑 600g。將經浸泡的附子做日晒，使其成爲六分乾，再用生薑水浸泡一夜後，用蒸籠蒸製 16 ～ 18 小時或煮至無薑味後起藥，改用炭火焙至生泡成金黃色即可。

炮製前後臨床上功效及適應症的不同

- 附子炮製後性緩，溫腎補脾。
- 附子在止痛效果方面草烏＞川烏＞附子，毒性亦同。
- 附子生用發散，熟用則峻補，附子浸製童便殺其毒治風治寒，並助下行之力，加點鹽巴尤好。
- 醋浸製治耳疾，甘草製則性緩。

炮製前後主要成分含量差異性

- 成分：aconitine 系 alkaloid（aconitine, mesaconitine, hypaconitine, jesaconitine），atisine 系 alkaloid（atisin）, higenamine, corynane。總生物鹼含量草烏＞川烏＞附子。
- 烏頭由於含 aconitine 有大毒，經加工炮製後能使毒性強的 aconitine 水解成毒性小的 aconine、benzoyl aconine。
- 甘草炮製的目的係為了減低其毒性：其作用為使甘草酸（glycyrrhizinic acid）水解後生成甘草次酸（glycyrrhetinic acid）與葡萄醣醛酸（glucuronic acid），葡萄醣醛酸能與含有 OH 基的生物鹼結合，由縮合、中合、酯化成醚類等發生作用而解毒。
- 川烏炮製時水漂和加熱都能去除一些毒性，水漂是以生物鹼含量改變為主，加熱是以生物鹼的性質改變為主。
- 本品之稀乙醇抽提物應在 10.0% 以上，水抽提物應在 10.0% 以上。
- 本品含苯甲醯新烏頭原鹼（benzoylmesaconine）、苯甲醯烏頭原鹼（benzoylaconine）、苯甲醯次烏頭原鹼（benzoylhypaconine）的總量，不得少於 0.010%；所含雙酯型生物鹼以新烏頭鹼（masacontine）、次烏頭鹼

（hypaconitine）、烏頭鹼（aconitine）的總量計，不得超過 0.020%。

實驗證明

　　附子鹽製炮製，其主要有效成分也是有毒成分為烏頭鹼等多種生物鹼。習慣上採用食用鹽水浸泡，反覆多次浸泡漂洗後切片晾晒等一系列過程，加工製成多種規格的飲片，其機理就是在反覆多次浸泡漂洗的過程中，其生物鹼的含量大大降低，以便於調劑並取得相應的有效量而不致發生中毒。炮製結果附子炮製過程中，損失生物鹼總量達 81.30%。

延胡索

Corydalis Rhizoma

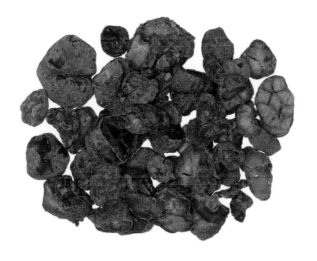

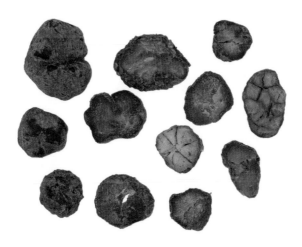

藥材基原

本品爲罌粟科（Papaveraceae）植物延胡索 *Corydalis yanhusuo* W. T. Wang 之乾燥塊莖。

藥材性狀

本品呈不規則扁球形，直徑 0.3 ～ 2cm。表面灰黃或黃棕色，有不規則網狀皺紋；頂端有略凹陷的莖痕，基部稍凹陷呈臍狀或呈圓錐狀凸起。質堅硬，碎斷面黃色，角質樣，有蠟樣光澤。氣微，味苦。

藥材組織

主塊莖（上部 1/3 位置）橫切面：皮層細胞 10 餘層，淡黃色，扁平，外側常有 2 ～ 3 層厚角細胞散在，壁木化、稍厚，具細密紋孔。韌皮部寬廣，篩管及乳汁管斷續排列成數環圈，乳汁管內含物可被蘇丹 III 染成紅色。木質部導管細小，成環狀排列。中央有髓。塊莖（中部位置）橫切面：木質部常分成 4 ～ 7 束排列成環。地下莖上著生小球狀塊莖的橫切面，木質部常分成 2 ～ 4 個小束，稀疏排列成環。薄壁細胞中均充滿糊化的澱粉粒團塊。莖痕處的皮層內散有或少數成群的類多角形、長圓形或長多角形的石細胞。

性味與歸經

辛、苦，溫。歸肝、脾經。

功效

理血藥（活血祛瘀）。用量煎服 3 ～ 12g，研粉服用每次 1.5 ～ 3g。

活血散瘀，理氣止痛。用於胸、脅、脘、腹疼痛、跌撲損傷、瘀血作痛、經痛、產後腹痛。近代臨床用治多種內臟痙攣性或非痙攣性疼痛，均有較好療效；也有治麻風病的神經痛。

注意事項 　*孕婦忌服。*

炮製目的

延胡索生品止痛效果不易溶出，效果欠佳，故多製用；醋製增強理氣止痛作用。

炮製技術

● 切製：洗淨，乾燥，切厚片或用時搗碎。

● 醋炒製：取淨延胡索 100kg，加醋 20kg 拌勻，燜透，置鍋內炒乾，或取淨延胡索加醋共煮，煮至醋吸盡，取出，乾燥，切厚片或用時搗碎。現今都用醋延胡索居多。

● 酒製：取淨延胡索 600g，加酒 120cc。將酒倒入延胡索中予以攪拌，再投入熱鍋中（約 1,200℃）炒製成微黃色後晒乾即可。

炮製前後臨床上功效及適應症的不同

- **生品**：活血散瘀。
- **醋製**：理氣止痛，增強其疏肝、去瘀鎮痛作用。廣泛用於身體各部的多種疼痛症狀。
- **炒製**：調血。
- **酒炒**：行血，則增強活血作用。

炮製前後主要成分含量差異性

- **成　分**：berberine type alkaloid【l-corydaline, protopine, bulbocarpine, d-tetrahydropalmatine, tetrahydrocolumbamine（延胡索乙素）, d-corydaline（延胡索甲素）, dehydrocorydaline, coptisine 等】。
- 經動物試驗，延胡索醋製能加快延胡索乙素和去氫紫堇鹼在體內的吸收，各種延胡索炮製品以醋製延胡索在動物體內濃度最高。
- 延胡索乙素對心臟有興奮後抑制的調節作用。延胡索鹼對心律有抑制作用。延胡索總鹼、大葉延胡索或延胡索醇提取物均有擴張冠脈、增加冠脈流量、抗心肌梗栓的作用，故延胡索總鹼對心律不整有明顯保護作用。
- 本品之稀乙醇抽提物應在 11.0％以上，水抽提物應在 9.0％以上，所含去氫紫堇鹼（dehydrocorydaline）應在 0.07％以上。

黃芩

Scutellariae Radix

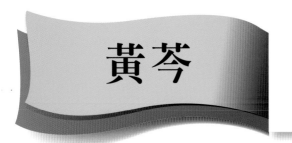

 黃芩

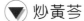 炒黃芩

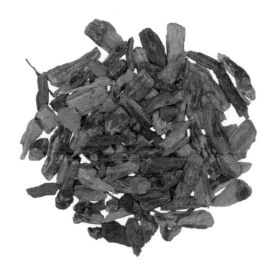

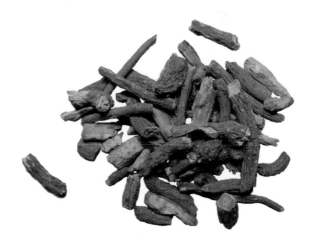

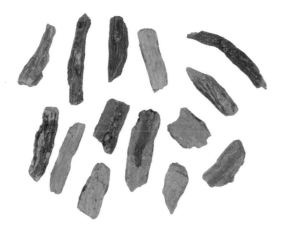

藥材基原

本品為唇形科（Labiatae）植物黃芩 *Scutellaria baicalensis* Georgi 之乾燥根。

藥材性狀

本品呈圓錐形，扭曲，長 8 ～ 30cm，直徑 1 ～ 4cm，表面棕黃色或深黃色，有稀疏的疣狀細根痕，頂有莖痕或殘留的莖基，上部較粗糙，有扭曲的縱皺或不規則的網紋，下部有順紋和細皺。質硬而脆，易折斷，斷面黃色，中間紅棕色。老根中間呈暗棕色或棕黑色，枯朽狀或已成空洞者稱為「枯芩」。新根稱「子芩」或「條芩」。氣弱，味苦。

藥材組織

本品橫切面：木栓層外緣多破裂，木栓細胞扁平，其中有石細胞散在。狹窄的皮層與寬廣的韌皮部界限不明顯，有多數石細胞與韌皮纖維，單個或成群散在，石細胞多分布於外緣，韌皮纖維多分布於內側。形成層成環。木質部導管成束，約 6 ～ 20 束，導管群排列呈扁平層狀，在老根中央，有栓化細胞環形成，栓化細胞有單環的，有成數個同心環的。薄壁細胞中含有澱粉粒。

性味與歸經

苦，寒。歸肺、膽、脾、大腸、小腸經。

功效

清熱藥（清熱燥溼）。用量 3 ～ 10g。

清溼熱，瀉火，解毒，安胎。用於溼病發熱、肺熱咳嗽、肺炎、咯血、黃疸，肝炎，痢疾，目赤，胎動不安，高血壓症，癰腫瘡節。

炮製目的

去寒性。

炮製技術

◉炒黃芩：取黃芩片以文火炒至表面微焦。

◉酒製（酒黃芩）：取 100kg 黃芩片，加（黃酒 10kg）酒拌勻，燜透，置鍋內，用文火炒乾，取出，放涼。

◉製炭（黃芩炭）：取黃芩片，置鍋內用武火加熱，炒至黑褐色時，噴淋清水少許，滅盡火星，取出，晾透。

炮製前後臨床上功效及適應症的不同

◉黃芩有促進膽汁分泌、抗炎症、抗喘息等作用。

◉生黃芩：治下焦症狀，中清熱解毒力強，用於熱入氣分、溼熱黃疸、乳癰發背。

◉炒黃芩：減去寒性，用於安胎。

●**酒製**：藉黃酒升散之性，引藥入血分，用於上行清上焦肺熱及四肢肌表之溼熱，因酒性大熱可緩和黃芩之苦寒，以免傷害脾陽，導致腹瀉。

●**黃芩炒炭**：清熱止血。

●**薑製**：增強清熱、祛痰、止嗽之作用。

炮製前後主要成分含量差異性

●成分：flavonoid, baicalin, wogonin, skullcapflavone-I, II, oroxylin-A 等。（baicalin 有緩下及解毒作用）

●黃芩用蒸製或沸水煮的目的是破壞酶，保存有效成分。

●黃芩苷（baicalin）的含量隨溫度的升高而降低，蒸製時間約 30 分鐘，苷類成分易溶於水，煮沸時間約 10 分鐘，進行黃芩苷量的測定依序是生品＞清蒸＞酒煮＞酒蒸＞炒黃＞炒焦＞炒碳。

●本品之稀乙醇抽提物應在 26.0％以上，水抽提物應在 18.0％以上，所含黃芩苷（Baicalin）應在 8.0％以上。

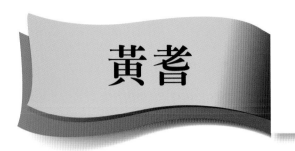

Astragali Radix

▼ 黃耆

▼ 炙黃耆

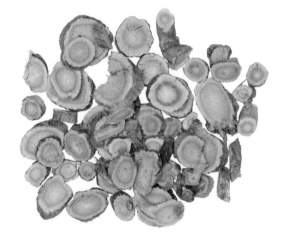

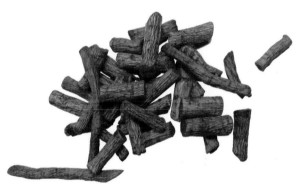

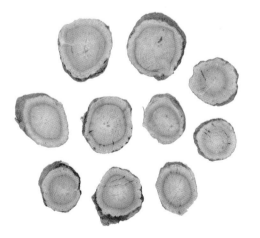

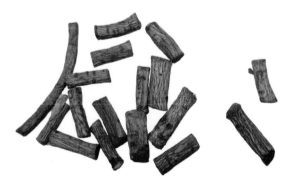

藥材基原

本品為豆科（Leguminosae）植物蒙古黃耆 *Astragalus membranaceus* (Fisch.) Bge. var. *mongholicus* (Bge.) Hsiao 或膜莢黃耆 *Astragalus membranaceus* (Fisch.) Bge. 之乾燥根。

藥材性狀

本品呈圓柱形，極少有分枝，略扭曲，上粗下細，長 10～90cm，直徑 1～3.5cm。表面灰黃色或淡棕褐色，有縱皺紋及橫向皮孔。質硬略韌，斷面纖維性，並顯粉性，皮部黃白色，約占半徑的 1/3，木部淡黃色，有菊花心，呈顯放射狀紋理及裂隙。氣微，味微甜，嚼之有豆腥味。

藥材組織

本品橫切面：木栓層細胞數層，木栓皮層為厚角細胞，切向延長。韌皮部有纖維束，與篩管群交替排列；木栓皮層處有時可見石細胞及管狀木栓組織；韌皮髓線外側彎曲，有裂隙。形成層成環。木質部導管單個或 2～3 個成群，有木纖維束，木髓線明顯。薄壁細胞含澱粉粒。

性味與歸經

甘，微溫。歸脾、肺經。

功效

補益藥（補氣）。用量 9 ～ 30g。

補氣固表，利尿，托毒排膿，生肌。用於氣短心悸、虛脫、自汗、體虛浮腫、慢性腎炎、久瀉、脫肛、子宮脫垂、癰疽難潰、瘡口久不癒合。

炮製目的

改變藥性。

炮製技術

● 用水洗淨，悶潤透後，切成斜片，厚 0.3cm，晾乾或焙乾。
● 黃耆內含有 betaine（甜菜鹼），是容易吸潮的物質，極易溶於水，因此，在軟化時不宜用冷水泡，以潤透爲宜，防止 betaine（甜菜鹼）的溶解。
● 炙黃耆：黃耆片 500g 用煉蜜 250g，拌勻潤透，置鍋中文火炒至不黏手爲度，取出放涼。
● 蜜炙黃耆：先將蜂蜜置入鍋中，溶化至起泡沫時，倒入黃耆片拌勻，用文火炒變黃，至冷後蜜不黏手爲度，晒涼。

炮製前後臨床上功效及適應症的不同

● 黃耆有明顯的血管擴張作用及血壓下降的功能。
● 生品：生肌固表，固表托瘡。
● 蜜炙：能增強溫補潤肺作用，補虛損，多用於中氣不足，肺氣虛弱的患者。

●鹽製：補腎、治崩常帶。

●酒製：補虛。

炮製前後主要成分含量差異性

●成分：betaine, sucrose, isoflavone, γ-aminobutyric acid, canavanine, phenol, saponin。

●蜜炙黃耆中的黃耆甲苷【astragaloside IV $(C_{41}H_{68}O_{14})$】較生品爲低，黃耆甲苷對熱不穩定，蜜炙後其黃酮、胺基酸、谷甾醇、胡蘿蔔素和浸出物等成分均有增加。

●本品之稀乙醇抽提物應在 16.0％以上，水抽提物應在 17.0％以上，所含黃耆甲苷【astragaloside IV $(C_{41}H_{68}O_{14})$】不得少於 0.04％。

當歸

Angelicae Sinensis Radix

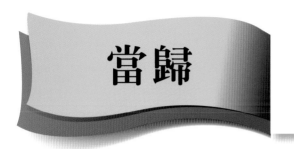

▼ 當歸　　　　　　▼ 當歸尾

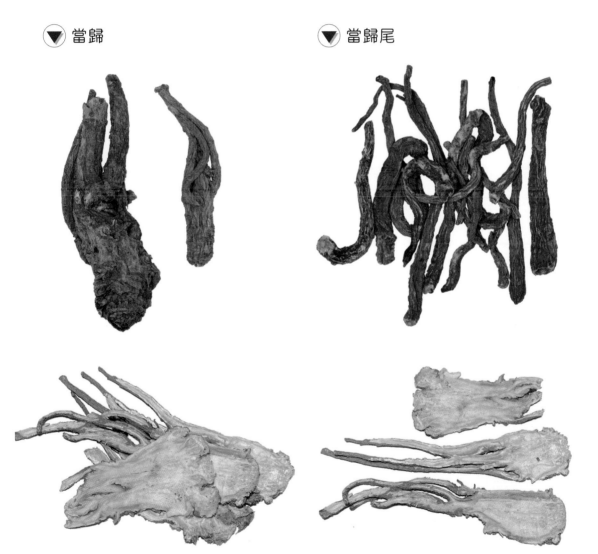

藥材基原

本品為繖形科（Umbelliferae）植物當歸 *Angelica sinensis* (Oliv.) Diels 之乾燥根。

藥材性狀

本品略呈圓柱形，根上端稱「歸頭」，主根稱「歸身」，支根稱「歸尾」，全體稱「全歸」。長 15 ～ 25cm，外皮細密，黃棕色至深褐色，有縱皺紋及橫長皮孔；根上端膨大，直徑 1.5 ～ 4cm，鈍圓，有殘留的葉鞘及莖基，主根粗短，長 1 ～ 3cm，直徑 1.5 ～ 3cm，下部有支根 3 ～ 5 條或更多，上粗下細，多扭曲，有少數鬚根痕。質堅硬，易吸潮變柔韌，斷面黃白色或淡黃棕色，皮部厚，有棕色油點，形成層呈黃棕色環狀，木質部色較淡，根頭部分斷面中心通常有髓和空腔。有濃厚特異的香氣，味甘、辛、微苦，有麻舌感。

藥材組織

側根橫切面：木栓層由 4 ～ 7 層細胞組成。皮層窄，為數列切向延長的細胞。韌皮部較寬廣，散在多數類圓形油室（分泌腔），直徑 25 ～ 160μm，周圍的分泌細胞 6 ～ 9 個，近形成層處油室較小。形成層呈環狀。木質部髓線寬，達 10 多層細胞，導管單個或 2 ～ 3 個相聚。薄壁細胞中含澱粉粒。

性味與歸經

甘、辛、溫。歸肝、心、脾經。

功效

補益藥（養血）。用量 5 ～ 15g。

補血活血，調經止痛。用於月經不調、經閉、痛經、崩漏、產後腹痛、血虛便秘、跌打損傷、癥疽瘡瘍。

習慣上認爲歸頭補血，全歸活血，歸尾破血去瘀，故當歸尾多用於跌打、瘡瘍。

炮製目的

改變其寒性。

炮製技術

● 揀除雜質，洗淨泥沙，燻硫黃潤透，放蒸籠內蒸軟（不能蒸太久，否則當歸變成黃色）；然後在頭部剖開 2cm，以 2 或 3 隻接成 1 片，槌扁，晒至八九成乾後，放瓦缸內悶潤，刨成片，厚 0.2cm，晒乾。

● 酒製：取當歸片 100kg，加黃酒 10kg 拌勻，燜透，置鍋內用文火炒乾，取出，放涼。

● 土製：取當歸片 100kg，用伏龍肝細粉 20kg 炒至表面掛土色，篩去多餘土粉，取出，放涼。

● 製炭：取當歸片，置鍋內，用中火加熱炒至焦褐色，噴淋清水少許，取出，晾乾。

● 炒製：取全當歸片，置熱鍋內，不斷翻動，用武火炒至焦黃色，噴灑清水少許，滅盡火星，取出晾涼，即可。

炮製前後臨床上功效及適應症的不同

- ◉生品：補血潤腸。
- ◉酒炙：增強活血行瘀作用，補血，調經止痛。
- ◉土製：補血、補脾止瀉。
- ◉製炭：和血、止血，用於崩中漏下、月經過多、吐血衄血。
- ◉炒製：取其性澀，補血不滑腸。
- ◉製炭：止血、止痢。

※ 傳統習慣止血用當歸頭，補血用歸身，破血用當歸尾，補血活血用全當歸。

炮製前後主要成分含量差異性

- ◉成　分：精油【n-butyliden-phthalide, ligustilide（藁本內脂）】, bergapten, 維他命 B_{12}、菸鹼酸。
- ◉當歸酒炙後水溶性增高，阿魏酸幾乎無降低，收斂成分單寧酸最少，土製品單寧酸為生品的 1.4 倍，製炭後只單寧酸成分升高為生品 2 倍，其他成分都降低。阿魏酸（ferulic acid）含量以生品為最高。
- ◉酒蒸品當歸藁本內脂（ligustilide）提取率增加 10 倍。
- ◉本品之稀乙醇抽提物應在 35.0％以上，水抽提物應在 30.0％以上，所含阿魏酸（ferulic acid）應在 0.03％以上。

澤瀉

Alismatis Rhizoma

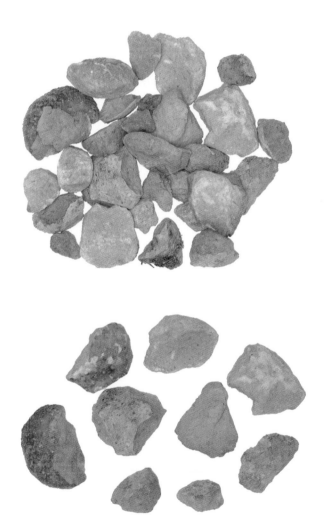

藥材基原

本品為澤瀉科（Alismataceae）植物澤瀉 *Alisma orientalis* (Sam.) Juzep. 之乾燥塊莖。

藥材性狀

本品呈類圓形、長圓形或倒卵形，長 4 ～ 7cm，直徑 3 ～ 5cm。表面黃白色，未去盡粗皮者顯淡棕色，有不規則橫向環淺溝紋，並散有多數細小凸起的鬚根痕，於塊莖底部尤密。質堅實，破折面黃白色，顆粒性，有多數細孔。氣微，味極苦。

藥材組織

本品橫切面：外皮多除去，有殘留的皮層通氣組織，由薄壁細胞組成，細胞間隙甚大，內側可見 1 層內皮層細胞，壁增厚，木化，有紋孔。中柱通氣組織中，散有周木型維管束和淡黃色的分泌腔。薄壁細胞中充滿澱粉粒。

性味與歸經

甘、淡、寒。歸腎、膀胱經。

功效

利水滲溼藥。用量 6 ～ 12g。

利尿，滲溼，清熱。用於小便不利、水腫、痰飲、淋濁、泄瀉、白帶等。

炮製目的

去其寒性，利於有效成分煎出。

炮製技術

- 麩炒澤瀉：澤瀉片 6kg，麩皮 750g，溫度 160 ～ 170℃炒製 3 分鐘，取出篩去麥麩涼乾爲最佳的方法。
- 酒澤瀉：澤瀉片 60kg，酒 3kg（20：1）。先將澤瀉片投入 100℃熱鍋中稍炒後，加入酒予以攪拌炒乾，予以放冷即可。
- 鹽澤瀉：澤瀉片 6kg，鹽 40g。將澤瀉片投入鍋中，用微火邊拌邊注入鹽水，炒至片面變色即可。

炮製前後臨床上功效及適應症的不同

- 生品、鹽炙、酒炙、麩炙品同有利尿作用。
- 生用健脾利小便，鹽酒炒入補劑，鹽水炒滋陰利水。
- 鹽（炙）製：能引藥下行，增強滋陰，瀉熱，增強利尿作用。
- 麩炒後寒性緩和，以滲溼和脾，降濁以升清。

炮製前後主要成分含量差異性

- 成分：tetracylic triterpene（alisol-A,-B, alisol-A monoacetate, epialisol-A）, starch 23％, fatty acid, amino acid, vitamin, sugars。
- 本品之稀乙醇抽提物應在 8.0％以上，水抽提物應在 10.0％以上，所含澤瀉醇 B 乙酸酯（alisol B monoacetate）應在 0.03％以上。

遠志

Polygalae Radix

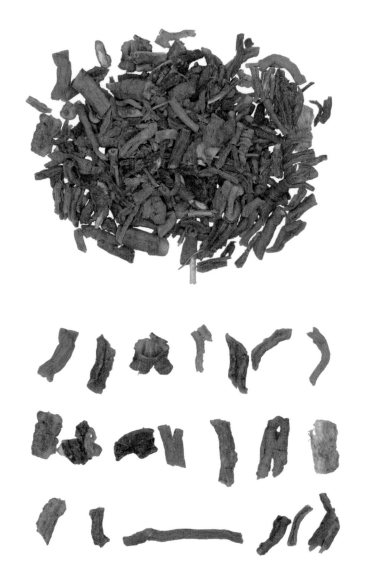

藥材基原

本品為遠志科（Polygalaceae）植物遠志 *Polygala tenuifolia* Willdenow 之乾燥根。

藥材性狀

本品呈細長彎曲圓柱形，有 1 至多個側根。主根長 10 ～ 20cm，直徑 2 ～ 10mm，外表淡灰棕色，有縱溝及深橫裂。易折碎，破折面非纖維性而邊緣呈不規則之波浪狀。栓皮淡灰棕色皮層厚並有多處大型破裂空隙。木質部淡棕色，圓形或橢圓形，常沿初生髓線處裂開呈楔形。微臭，味微辛。

藥材組織

橫切面鏡檢之，栓皮層有十數層薄壁栓皮細胞排列整齊，皮層由大形稍厚壁性薄壁細胞而成，內含油滴及草酸鈣簇晶，韌皮部髓線 1 ～ 2 列，篩管組織介於髓線間，由細小薄壁性皺縮的細胞群而成，篩部薄壁細胞亦含有與皮層相似之內含物，木部髓線頗明顯，為 1 ～ 2 列長方形細胞層，其間分布有口徑較大的導管，假導管，導管內腔往往藏有黃色樹脂樣物質。

性味與歸經

苦、辛、溫。歸心、腎、肺經。

功效

祛痰、安神藥（養心安神）。用量 3 ～ 12g。

安神，祛痰。用於心悸易驚、健忘、失眠多夢、咳痰不爽、癰疽瘡毒、乳房腫痛。

炮製目的

可減除其刺激性，降低毒性。

炮製技術

- 甘草製：取 6kg 甘草加適量水煎湯去渣，加入 100kg 淨遠志，用文火煮至湯吸盡取出乾燥即可。現今採用此法炮製居多。
- 炙遠志：取已製好的遠志 500g 加煉蜜 125g 拌勻，置鍋中文火炒至不黏手為度，取出放涼。
- 遠志炭：用甘草浸泡的遠志投入鍋中，用微火炒至褐黑色，灑水再予焙乾放冷即可。

炮製前後臨床上功效及適應症的不同

- 外用：用於癰疽腫毒、乳房腫痛。
- 甘草水泡製：減除其刺激性，解毒中和。
- 蜜炙：潤肺增強止咳祛痰作用。
- 遠志炭：止血作用。

- 皂苷對黏膜有刺激性，甘草所含 glycyrrhizinic acid（甘草酸）水解後，生成 glucuronic acid（葡萄糖醛酸）具有良好的解毒作用，減低了麻性；甘草中含有 glycyrrhizin（甘草素）與 tenuigenin（遠志皂苷）起協同作用，能增強鎮咳祛痰作用。

炮製前後主要成分含量差異性

- 成　分：saponin（onjisaponin A, B, C, D, E, F, G）, sapogenin（tenuigenin-A, -B）, polygalitol（1.5-anhydromannitol）, onsitin, ß-amyrin。
- 遠志皂苷的含量隨炮製時間而升降，生遠志用清炒炮製就可增強其皂苷的含量。

莪朮

Curcumae Rhizoma

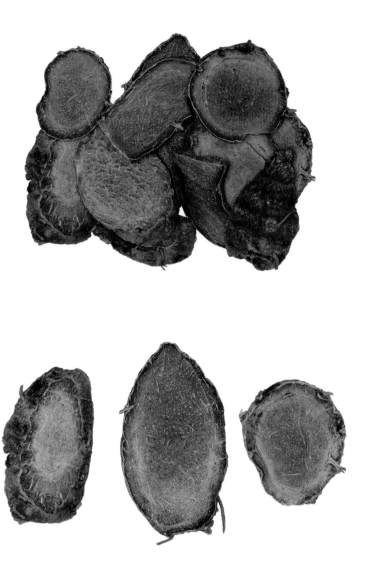

藥材基原

本品為薑科（Zingiberaceae）植物蓬莪朮 *Curcuma phaeocaulis* Valeton、廣西莪朮 *Curcuma kwangsiensis* S. G. Lee et C. F. Liang 或溫鬱金 *Curcuma wenyujin* Y. H. Chen et C. Ling 之乾燥根莖。

藥材性狀

蓬莪朮：呈卵圓形、長卵形、圓錐形或長紡錘形，頂端多鈍尖，基部鈍圓，長 2～8cm，直徑 1.5～4cm。表面灰黃色至灰棕色，上部環節凸起，有圓形微凹的鬚根痕或有殘留的鬚根，有的兩側各有 1 列下陷的芽痕和類圓形的側生根莖痕，有的可見刀削痕。體重，質堅實，斷面灰褐色至藍褐色，蠟樣，常附有灰棕色粉末，皮層與中柱易分離，內皮層環紋棕褐色。氣微香，味微苦而辛。

廣西莪朮：環節稍凸起，斷面黃棕色至棕色常附有淡黃色粉末，內皮層環紋黃白色。

溫莪朮：斷面黃棕色至棕褐色，常附有淡黃色至黃棕色粉末。氣香或微香。

藥材組織

蓬莪朮根莖橫切面：木栓細胞數列，有時已除去。皮層散有葉跡維管束；內皮層明顯。中柱較寬，維管束外韌型，散在，沿中柱鞘部位的維管束較小，排列較密。薄壁細胞充滿糊化的澱粉粒團塊，薄壁組織中有含金黃色油狀物的細胞散在。

性味與歸經

辛、苦、溫。歸肝、脾經。

功效

理血藥（活血袪瘀）。用量 6 ～ 9 g。

行氣破瘀，消積止痛。用於腹部腫塊，積滯脹痛，血瘀經閉，跌打損傷。

炮製目的

提升止痛效果。

炮製技術

● 用水洗淨，再用水浸泡 2 ～ 3 天，撈出置鍋中，每 100kg 加醋 15kg、水適量拌勻，煮至水乾時取出稍晾，切成片，厚 0.3cm，晒乾。

● 醋製莪朮：

1. 醋浸：莪朮 60kg，醋 15kg。莪朮加醋予以攪拌，靜置 1 天，待醋全被吸盡，隨即切片晒乾。

2. 醋炒：莪朮 600g，醋 70g。將莪朮投於熱鍋，用微火邊炒邊灑醋炒至莪朮呈微黃色斑點即可。

3. 醋煮：莪朮 60kg，醋 6kg。莪朮加醋及水，煮至醋水全被吸盡，燜潤切 1.5 ～ 3mm 厚的片晒乾。

● 炒莪朮：用微火炒至莪朮具有小黑斑點為度。

炮製前後臨床上功效及適應症的不同

- 生用：行氣化滯，消積止痛，破血袪瘀力強。
- 醋製引藥入肝經，增強破血散瘀、軟堅和止痛作用。

炮製前後主要成分含量差異性

- 成分：精油（cineol, sesquiterpene alcohol）, sesquiterpenoid（zederone, curcumol, curdione, curculone, curcumenol, curzerene, zedoarone）。
- 本品之稀乙醇抽提物應在 2.0% 以上，水抽提物應在 3.0% 以上，所含揮發油應在 1.0%（v/w）以上，所含吉馬酮（germacrone）不得少於 0.05%。

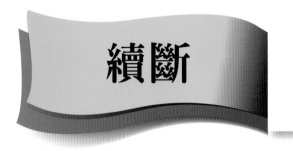

續斷

Dipsaci Radix

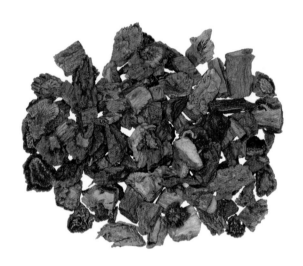

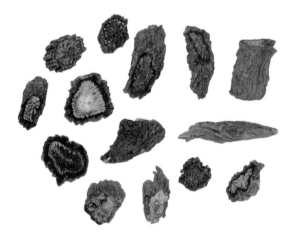

藥材基原

本品為續斷科（Dipsacaceae）植物川續斷 *Dipsacus asperoides* C. Y. Cheng et T. M. Ai 之乾燥根。

藥材性狀

本品呈圓柱形，略扁，有的微彎曲，長 5～15cm，直徑 0.5～2cm。表面黃褐色或灰褐色，有明顯扭曲的縱皺及溝紋，可見橫裂的皮孔及少數鬚根痕。質軟，久置後變硬，易折斷，斷面不平坦，皮部墨綠或棕色，外緣褐色或淡褐色，木部黃褐色，導管束呈放射狀排列。氣微香，味苦、微甜而後澀。

藥材組織

本品橫切面：木栓細胞數列。皮層較窄。韌皮部篩管群稀疏散在。形成層成環。木質部髓線寬廣，導管近形成層處分布較密，向內漸稀少，常單個散在或 2～3 個相聚。髓部小。薄壁細胞含草酸鈣簇晶。

性味與歸經

辛、苦、微溫。歸肝、腎經。

功效

補益藥（補陽）。用量 9～15g。

補肝腎，強筋骨、續折傷、止崩漏的功能。用於腰膝酸軟、關節酸痛、崩漏、先兆流產、跌打損傷。

炮製目的

去其苦辛味。

炮製技術

● 酒製：取續斷片 100kg，用 10kg 黃酒拌勻，燜潤至透，置鍋內用文火炒至微帶黑色時，取出放涼。

● 鹽製：取 100kg 續斷片，用鹽水（食鹽 2kg）拌勻，潤透，置鍋內用文火加熱，炒乾，取出放涼。

● 麩炒：取麥麩先放鐵鍋中炒熱冒煙，即傾入續斷片與麥麩共炒，炒至聞有焦香氣，取出篩去麥麩。

炮製前後臨床上功效及適應症的不同

● 生用：補肝腎，通血脈；祛風溼，強筋胃。

● 酒製：酒炒增強活血止痛，增強通血脈、強筋骨、續折傷作用，用於跌打損傷、斷筋折骨、風溼痹痛、虛寒下血。

● 鹽製：引藥下行，更能引藥入腎，增強補腎強腰膝的作用。

● 炒用：治崩漏。

※ 現今臨床都用生品與酒製。

炮製前後主要成分含量差異性

◉成分：alkaloid、精油。

◉研究顯示酒製及鹽製後成分鋅、錳、硒含量都比生品為高，皂苷酒製比生品為低，鹽製比生品為高。

◉本品之稀乙醇抽提物應在 19.0％以上，水抽提物應在 24.0％以上，所含川續斷皂苷VI（asperosaponin VI）不得少於 2.0％。

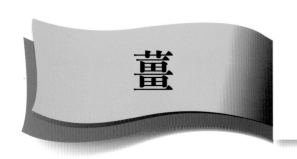

薑

Zingiberis Rhizoma

▼ 乾薑

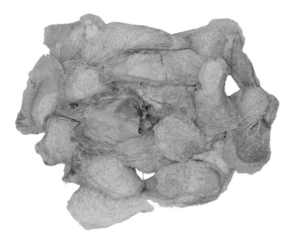

▼ 炮乾薑

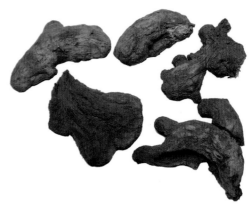

▼ 生薑皮

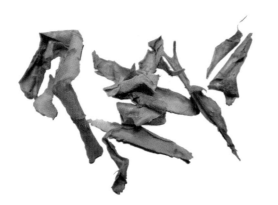

▼ 生薑

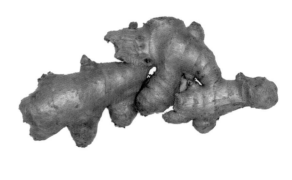

藥材基原

為薑科（Zingiberaceae）植物薑 *Zingiber officinale* Rosc. 的乾燥根莖。

藥材性狀

本品呈不規則塊狀，略扁，具指狀分枝，長 3 ～ 7cm，厚 1 ～ 2cm，表面灰棕色或淺黃棕色，粗糙，具縱皺紋及明顯的環節。分枝處常有鱗葉殘存，分枝頂端有莖痕或芽。

藥材組織

質堅實，斷面黃白色或灰白色，顯粉性和顆粒性，有一明顯圓環（內皮層），有筋脈點（維管束）散在，可見黃色油點。氣香，味辛辣。另有去皮乾薑，商品習稱「白乾薑」，形狀與前者相同，但表皮已刮去，呈淡黃白色，較光滑。乾薑片多呈片狀，厚約 0.1cm。

性味與歸經

辛、溫，歸肺、脾、胃經（生薑）；辛、熱，歸脾、胃、腎、心、肺經（乾薑）。

功效

解表藥（新溫解表）（生薑）；溫裡藥（乾薑），用量：生薑 3 ～ 15g，乾薑 3 ～ 9g。

溫中袪寒，回陽通脈。用於肢冷脈微、脘腹冷痛、噁心嘔吐、痰飲喘咳。

炮製目的

改變藥性。炮製加溫增強止血功能。

炮製技術

● 生薑：生薑用清水洗淨做陰乾，做成切片，厚 0.3cm。

● 薑皮：將生薑用清水洗淨泥沙，浸於清水過夜，用刀將生薑皮剝下，晒乾。

● 乾薑：用清水洗淨，略浸後撈起，悶潤透心後，切成片，厚 0.3cm，晒乾。

● 炮薑炭：將乾薑放鍋內加熱，用鐵鏟翻動均勻，炒至表面焦黑、內呈棕色，及時噴淋清水，取出放涼。

● 炮薑：用粗沙炒熱，然後放入乾薑，炮至薑身疏鬆，篩去沙，放涼。

● 煨薑：取生薑片，用紙包好加水潤溼，至爐台上烘乾或在火中煨至紙黃或焦枯時去紙即可。

炮製前後臨床上功效及適應症的不同

● 生薑：發表散寒，止嘔解毒。

● 薑皮：用於利水消腫。

● 生薑汁：用於風寒感冒、胃寒嘔吐，並用於解半夏、南星毒。去胃寒及止嘔作用。

● 炮薑：化瘀止血。用於虛寒吐血、便血、產後瘀血腹痛。

● 炮薑炭：溫血分之寒。對營血虛寒而欲溫補者以薑炭為宜。

●煨薑：用於溫腸胃之寒。

●乾薑：溫中回陽。

炮製前後主要成分含量差異性

●成分：精油 1 ～ 3%（zingiberen, zingiberol）。辛味成分（zingerone, shogaol, gingerol）zingiberen 有止嘔吐作用，zingerone, shogaol 對傷寒、霍亂病原菌殺菌力強。

●生薑藥材本身含精油，經炮製後大多精油會散發約 20%。

●生薑：本品之稀乙醇抽提物應在 2.0% 以上，水抽提物應在 2.0% 以上，所含 6-薑辣素（6-gingerol）不得少於 0.05%。

●乾薑：本品之稀乙醇抽提物應在 10.0% 以上，水抽提物應在 15.0% 以上，所含 6- 薑辣素（6-gingerol）不得少於 0.30%。

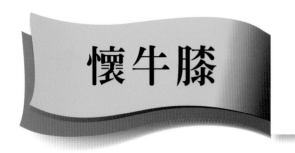

懷牛膝

Achyranthis Bidentatae Radix

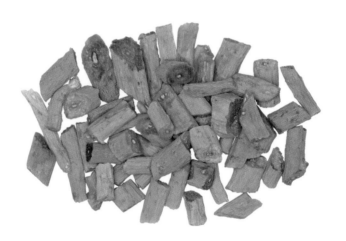

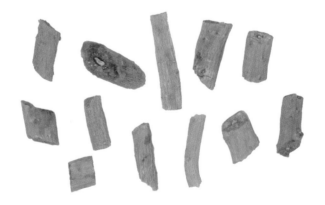

藥材基原

為莧科（Amaranthaceae）植物牛膝（懷牛膝）*Achyranthes bidentata* Blume.的乾燥根。冬季莖葉枯萎時採挖。

藥材性狀

本品呈細長圓柱形，挺直或稍彎曲，長 15 ～ 70cm，直徑 0.4 ～ lcm。表面灰黃色或淡棕色，有微扭曲的細縱皺紋、排列稀疏的側根痕和橫長皮孔樣的凸起。

藥材組織

質硬脆，易折斷，受潮後變軟，斷面平坦，淡棕色，略呈角質樣麗油潤，中心維管束木質部較大，黃白色，其外周散有多數黃白色點狀維管束，斷續排列成 2 ～ 4 輪。氣微，味微甜而稍苦澀。

性味與歸經

苦、酸、平。歸肝、腎經。

功效

理血藥（活血祛瘀）。用量 5 ～ 15g。

補陰之藥，調經、活血、利尿，補肝腎，強筋骨，通血脈，降血壓。用於腰膝酸痛、下肢拘攣、經閉、高血壓症。

炮製目的

改變其藥性。忌水洗，否則顏色變黑，皂苷水解，影響功能。

炮製技術

- 去蘆：揀去雜質，用水洗淨，撈起悶潤透心後，切成段，長 2cm，晒乾。
- 酒懷牛膝：將牛膝切好（切時分檔），每 600g 用酒 75cc 潤透，置鍋中文火炒至深黃色，取出放涼。
- 鹽炒懷牛膝：按上法分檔將牛膝切好，每 500g 用鹽 10g（加水適量溶化）拌勻，潤透，晒乾，置鍋中與熱沙共炒至鬆泡，取出篩去沙後，放涼。

炮製前後臨床上功效及適應症的不同

- 酒炒：加強通經活血，引藥上行。
- 酒蒸：入滋補藥酒蒸，下行行血則生用。
- 鹽炒：緩其滑性，增強補性，助其入腎，增加強筋骨之作用。
- 酒炙：活血祛瘀，通經止痛的作用增強，用於風溼痹痛，肢體活動不利。

炮製前後主要成分含量差異性

- 成分：三帖皂苷（saponin），水解後生成齊墩果酸（oleanoic acid）及葡萄糖醛酸等，尚含甾體類、多醣類、胺基酸、生物鹼類和香豆素類化合物。
- 本品之稀乙醇抽提物應在 55.0％以上，水抽提物應在 57.0％以上，所含 β-蛻皮甾酮（β-ecdysterone）不得少於 0.03％。

栝樓根

Trichosanthis Radix

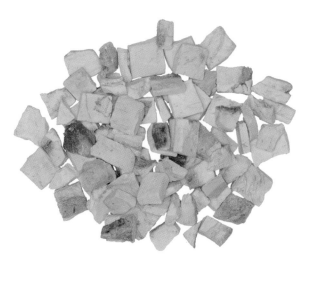

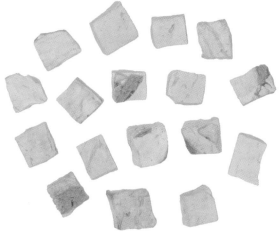

藥材基原

本品爲葫蘆科（Cucurbitaceae）植物栝樓 *Trichosanthes kirilowii* Maxim. 或雙邊栝樓 *Trichosanthes rosthornii* Herms 之乾燥根，習稱天花粉。

藥材性狀

本品呈不規則圓柱形，縱剖成半圓柱形或瓣塊狀，長 8 ～ 16cm，直徑 1.5 ～ 5.5cm。表面黃白色或淡棕黃色，有縱皺紋、細根痕及略凹陷的橫長皮孔，有的有黃棕色外皮殘留，質堅實，斷面白色或淡黃色，富粉性，橫切面可見黃色木質部，略呈放射狀排列，縱切面可見黃色條紋狀木質部。無臭，味微苦。

藥材組織

本品橫切面：木栓層內側有斷續排列的石細胞環。韌皮部較窄。木質部甚寬廣，導管 3 ～ 10 個成群，也有單個散在，初生木質部導管附近常有小片木間韌皮部。薄壁細胞內富含澱粉粒。

性味與歸經

甘、微苦，微寒，歸肺、胃經。

功效

清熱藥（清熱瀉火）。用量 10 ～ 15g。

清熱解毒，生津止渴，排膿消腫。用於熱病口渴、咽喉腫痛、黃疸消渴、癰腫瘡瘍，內服外用均有效。

炮製目的

炒製減其寒性，增加溫潤功能。

炮製技術

- 潤切栝樓根洗淨潤透心後，切成片厚 0.3 ～ 0.5cm，再用微火烘乾晒乾即可，如需久藏宜燻硫磺保存。
- 炒栝樓根：製後作為催乳用，宜炒至微黃色。
- 炒栝樓仁：置鍋內文火炒至鼓起，取出晾乾，用時搗碎。
- 栝樓霜：取淨栝樓仁去殼取仁碾碎，用吸油紙吸油或壓榨法。
- 炒栝樓皮：取淨栝樓皮片置鍋內清炒至棕色，部分微焦黃。

炮製前後臨床上功效及適應症的不同

- 栝樓根炒製：作為催乳用。
- 炒栝樓仁：治痰濁咳嗽。
- 栝樓霜：脾胃虛弱者用之，治咳嗽。
- 炒栝樓皮：痰濁胸痛、肋疼痛。
- 蜜栝樓皮：治肺燥久咳。

炮製前後主要成分含量差異性

- 成分含有澱粉、stigmasterol, β-sitosterol,saponin, aminoacid。
- 本品之稀乙醇抽提物應在 6.0% 以上，水抽提物應在 15.0% 以上。

II

種子類 · 果實類
Semen et Fructus

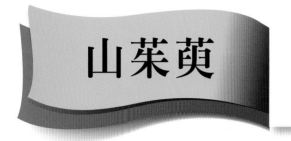

山茱萸

Corni Fructus

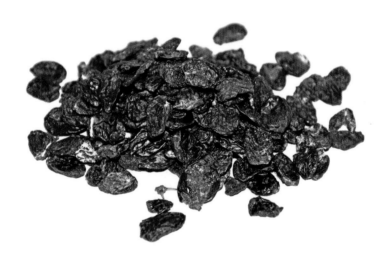

藥材基原

本品為山茱萸科（Cornaceae）植物山茱萸 *Cornus officinalis* Sieb. et Zucc. 之乾燥成熟果肉。

藥材性狀

本品呈不規則的片狀或扁筒狀，果皮破裂，皺縮，形狀不完整。新鮮時紫紅色，貯久漸變紫黑色，表面皺縮有光澤，基部有時可見果柄痕，質柔潤不易碎，內面色較淺，不光滑。無臭，味酸澀而微苦。

藥材組織

本品橫切面，外果皮為一層略扁平的表皮細胞，外披厚的角質層，中果皮寬廣，為多列薄壁細胞，大小不一，細胞內含深褐色素塊，近內側有 8 維管素環列近果板處的橫面常見有石細胞和維管束。

性味與歸經

酸、澀，微溫。歸肝、腎經。

功效

補益藥（滋陰）。用量 5 ～ 12g。

補益肝腎，收斂固澀。

炮製目的

酒蒸製可增加樹脂類成分的溶解度，使其有機酸在水中溶解度增大。

炮製技術

● 淨製：取山萸肉，洗淨，除去雜質及果核。

● 酒製萸肉：取山茱萸肉 100kg，用黃酒 20kg 拌勻，至密閉容器內，隔水加熱至酒被吸盡，顏色變黑潤，取出，乾燥。

炮製前後臨床上功效及適應症的不同

● 山茱萸生品斂陰止汗力勝，多用於自汗、盜汗、遺精、遺尿。

● 蒸製補腎澀精，固精收尿，治頭目眩暈、陽痿早洩、尿頻、遺尿、月經過多。

● 酒製可以增強藥物補腎澀精作用。

炮製前後主要成分含量差異性

● 山茱萸滋補強壯的成分是一種樹脂類成分，溶於酒精而不溶於水，酒蒸製可增加樹脂類成分的溶解度，使其有機酸在水中溶解度增大，使有效成分發揮其療效。

● 各種炮製品總糖量是清蒸品最高，鹽製品最低，蛋白質含量是醋製蒸品最高，鹽蒸品最低。

山梔子

Gardeniae Fructus

▼ 梔子

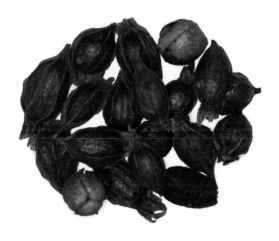

▼ 炒梔子

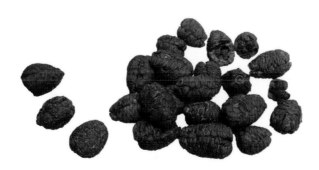

藥材基原

本品為茜草科（Rubiaceae）植物梔子 *Gardenia jasminoides* Ellis 之乾燥成熟果實。

藥材性狀

本品呈長卵形或橢圓形，長 2 ～ 4.5cm，直徑 0.8 ～ 2cm。表面深紅色或紅黃色，具有 5 ～ 8 條縱稜。頂端殘留萼片，另端稍尖，有果柄痕。果皮薄而脆，內表面呈鮮黃色，有光澤，具 2 ～ 3 條隆起的假隔膜。種子多數，扁卵圓形，黏結成團，紅棕色，表面密具細小疣狀凸起。浸入水中可使水染成鮮黃色。氣微，味微酸而苦。

藥材組織

本品橫切面：圓形，縱稜處顯著凸起，外果皮為 1 層長方形細胞，外壁增厚並被角質層；中果皮外側 2 ～ 4 層厚角細胞，向內為大方長圓形的薄壁細胞，含黃色色素，少數較小的細胞內含草酸鈣簇晶，外韌維管束稀疏分布，較大的維管束四周具木化的纖維束，並有石細胞夾雜其間，內果皮為 2 ～ 3 層石細胞，近方形、長方形或多角形，壁厚，孔溝清晰，有的胞腔內可見草酸鈣方晶，偶有含簇晶的薄壁細胞鑲嵌其中。種子橫切面：扁圓形，一側略凸。外種皮為一層石細胞，近方形，內壁及側壁增厚特甚，胞腔顯著，含棕紅色物質及黃色色素，內種皮為脫落壓扁的薄壁細胞。胚乳細胞多角形，最中央為 2 枚扁平子葉細胞，細胞內均充滿糊粉粒。

性味與歸經

苦、寒。歸心、肺、三焦經。

功效

清熱藥（清熱瀉火）。用量 3 ～ 11.5g。

瀉火除煩、清熱利溼、涼血解毒。

炮製目的

去除寒性。炒製或炒至炭化；止血功能增加。

炮製技術

- ●炒製：將山梔子投入鍋中炒至微黃即可。
- ●焦梔子：將山梔子投入鍋中炒至皮焦黑。
- ●炒炭：將山梔子投入 180℃熱鍋中炒至外黑內黃褐色放涼（以 210℃烘製 10 分鐘品質最佳，生品以 160℃烘 5 分鐘炮製品中梔子素含量最高）。
- ●薑梔子：山梔 300g，生薑 36g。將山梔子混拌用微火焙乾，續炒至微黑即可。
- ●鹽梔子：山梔子 30kg，食鹽 1kg，水適量，將山梔子用大火炒至半透後噴入鹽水續炒乾。

炮製前後臨床上功效及適應症的不同

- ●生用：涼血，瀉溼熱。

●炒製：緩和寒性，治血熱。薑汁炒止煩嘔、清胃熱。

●製梔子炭：止血，用於吐血、便血、血痢。

●山梔子治上焦或中焦可帶殼使用；用於下焦，則需去殼炒製，解胸中之熱用仁為宜，解肌表之熱用皮為宜。iridoid 配糖體具有利膽作用。

炮製前後主要成分含量差異性

●梔子中的有效成分主要分為兩類：

　1.以 genipin 為代表的環烯醚萜類成分，具有解熱、抗炎、保肝、利膽、鎮痛、鎮靜、抗菌等作用。

　2.另一類為以藏紅花素為代表的二萜色素類成分，具有降血脂、抗氧化、增加膽汁分泌量、改變血液流變學等作用。

●山梔子主要成分梔子素（gardenin）、梔子苷（gardenoside）清熱涼血，梔子生品梔子苷（gardenoside）含量最高解熱最強，經炒黃或炒焦後一部分 gardenin、gardenoside 被破壞流失，而減輕清熱涼血的作用。高溫炮製會使梔子苷含量降低，因梔子苷的熔點溫度在 163 ～ 164℃間而導致梔子苷部分分解。

●山梔子成分含有紅色素 α-crocin 及 iridoid 配糖體（gardenoside, shanzhiside, geniposide, geniposidic acid, 10-acetyl-geniposide, genipin-1-β-gentiobioside, gardoside scandoside methyl ester）。

●本品之稀乙醇抽提物應在 12.0％以上，水抽提物應在 15.0％以上，所含梔子苷（geniposide）應在 1.8％以上。

五味子

Schisandrae Chinensis Fructus

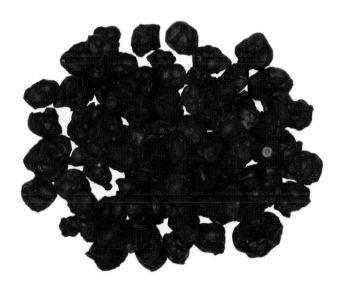

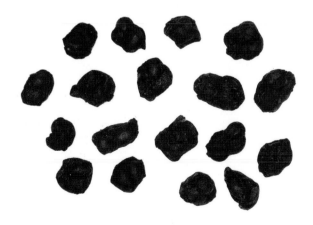

藥材基原

本品為五味子科（Schisandraceae）植物五味子 *Schisandra chinensis* (Turcz.) Baill. 或華中五味子 *Schisandra sphenanthera* Rehd. et Wils. 之乾燥成熟果實。前者習稱「北五味子」，後者習稱「南五味子」。秋季果實成熟時採摘，晒乾或蒸後晒乾，除去果梗及雜質。

藥材性狀

北五味子：呈不規則的球形或扁球形，直徑 5 ～ 8mm。表面紅色、紫紅色或暗紅色，皺縮，顯油潤，果肉柔軟，有的表面呈黑紅色或出現「白霜」。種子 1 ～ 2 枚，腎形，表面棕黃色，有光澤，種皮薄而脆。果肉氣微，味酸；種子破碎後，有香氣，味辛、微苦。

南五味子：粒較小。表面棕紅色至暗棕色，乾瘦，皺縮，果肉常緊貼種子上。

藥材組織

北五味子橫切面：外果皮為 1 層方形或長方形表皮細胞，壁稍厚，外被角質層，散有油細胞；中果皮薄壁細胞 10 餘層，含澱粉粒，散有小形外韌型維管束；內果皮為 1 層小方形薄壁細胞。種皮最外層為 1 層徑向延長的石細胞，壁厚，紋孔及孔溝細密；其下為數層類圓形、三角形或多角形石細胞，紋孔較大；石細胞層下為數層薄壁細胞，種脊部位有維管束；油細胞層為 1 層長方形油細胞，含棕黃色揮發油；再下為 3 ～ 5 層小型細胞；種皮內表皮為 1 層小細胞，壁稍厚，胚乳細胞含脂肪油滴及糊粉粒。

性味與歸經

酸、甘，溫。歸肺、心、腎經。

功效

收澀藥。用量 1.5 ～ 7.5g。

具有收斂固澀、益氣生津、補腎寧心的功能。

炮製目的

改變藥性。酒製後補腎氣增加。

炮製技術

● **醋蒸五味子**：取淨五味子 100kg，加醋 15kg 拌勻（5：1），置適宜的容器內，加熱蒸至黑色，取出，乾燥。用時搗碎。

● **醋拌五味子**：取淨五味子 60kg，加醋 12kg 拌勻（5：1），使其悶透後予以取出，烘乾即可。

● **酒製五味子**：取揀淨的五味子 100kg，加黃酒 20kg 拌勻，置罐內或適宜的容器內，密閉，置水鍋中，隔水燉至酒吸盡，取出，晒乾即可。

● **炒五味子**：將五味子用微火炒至在鍋內中有彈跳聲，且呈紫色即可起鍋放冷。

● **蜜製五味子**：取淨五味子 600g、蜜 75g，將蜜投入鍋中使其熔化，添加少許水予以攪拌，使蜜與水均勻後加入五味子，炒至乾又不沾手即可。

炮製前後臨床上功效及適應症的不同

- 揮發油為五味子的主要止咳成分，因各種炮製降低了揮發油含量，故入嗽藥要生用。
- 蒸製：入補藥一定要蒸熟。
- 生用：入嗽藥。以斂肺止咳、生津斂汗為主。
- 醋製：澀精斂肺，增強酸澀收斂作用。
- 酒製：斂肺止咳，益腎固精，澀腸止瀉，增強益腎固精作用。酒浸法為五味子最佳的炮製方法。
- 蜜製：可潤肺。

炮製前後主要成分含量差異性

- 乙醇萃取種子油中：lignan 系化合物（schizandrin, schizandrol, γ- schizandrin, deoxyschizandrin）。
- 乙醚萃取果實中：lignan 系化合物（gomisin A, B, C, D, E, F, G, H, J, $K_{1\sim3}$, N, O, tigloygomisin-P, angeloylgomisin-Q, pre-gomisin）。
- 果實精油中：sesquiterpene（α -ylangene, sesquicarene）。
- 用清炒、醋蒸、酒蒸、酒浸、蜜炒和蜜蒸六種炮製方法，所得的五味子中，總木脂素的含量分別為 0.7724％、0.8401％、0.8633％、0.7832％、0.7697％ 和 0.7902％，均高於生品。
- 五味子含有大量有機酸，常與金屬離子結合成鹽類。用醋製後結合成鹽的有機酸，為游離形式並能使有酸酯進行酸性水解，而增強五味子有效成分在水煎液中的溶解度。
- 本品之稀乙醇抽提物應在 24.0％以上，水抽提物應在 30.0％以上，所含五味子素（schizandrin）應在 0.4％以上。

決明子

Cassiae Semen

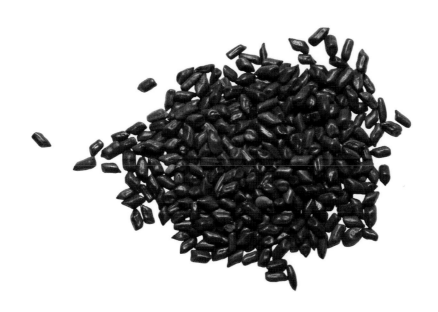

藥材基原

本品為豆科【Leguminosae（Fabaceae）】植物，決明 *Cassia obtusifolia* L.·或小決明 *Cassia tora* L. 之乾燥成熟種子。

藥材性狀

決明子兩端平行傾斜，形似馬蹄，一端稍尖，一端平截狀。表面綠色或暗棕色，平滑有光澤，背腹兩側各有 1 條凸起的現行凹紋。質堅硬，味微苦。炒決明子種皮破裂，顏色加深，偶有焦斑，質變脆，微有香氣。

藥材組織

取本品粉末 1g，加甲醇（methanol）10mL，浸漬 1 小時，濾過，濾液蒸乾，殘渣加水 10mL 使溶解，再加鹽酸 1mL，置水浴上加熱 30 分鐘，立即冷卻，用乙醚提取 2 次，每次 20mL，合併乙醚液，蒸乾，殘渣加三氯甲烷 1mL 使溶解，作為供試品溶液。另取大黃素對照品、大黃酚對照品，加甲醇製成每 1mL 各含 1mg 的混合溶液，作為對照品溶液。照薄層色譜法試驗，吸取上述兩種溶液各 2μL，分別點於同一以羧甲基纖維素鈉為黏合劑的矽膠 H 薄層版上，以石油醚（30～60℃）：甲酸乙酯：甲酸（15：5：1）的上層溶液為展開劑，展開，取出，晾乾，置紫外燈（365nm）下檢視。供試品色譜中，在與對照品色譜相應的位置上，顯相同的橙色螢光斑點；置氨蒸汽中薰後，斑點變為紅色。

性味與歸經

甘、苦、鹹，微寒。歸肝、大腸經。

功效

清熱藥（清熱瀉火）。用量；9 ～ 15g。

清肝熱，潤腸燥，用於目赤腫痛、大便秘結。炒製可緩和寒瀉之性。

炮製目的

減弱寒性。炒製提高煎出率，平肝養腎功能增強。

炮製技術

● 炒製（炒決明子）：取決明子，置鍋內，用文火炒至鼓起呈黃褐色並微有香氣，取出，放涼。用時搗碎。炒製最佳條件爲 140℃ 保持 10 分鐘後取出放涼，而微波最佳條件爲 480W 微波爐保持 6 分鐘後取出放涼。

炮製前後臨床上功效及適應症的不同

● 決明子生品：用於清肝熱、潤腸燥，用於目赤腫痛、大便秘秘結。
● 炒製決明子：可緩和寒瀉之性。加熱炒製皮爆裂，煮沸時有效成分易於煎出，充分發揮其臨床療效。

炮製前後主要成分含量差異性

● 成 分：anthraquinone derivatives（emodin, obtusifolin, obtusin, chryso-obtusin, aurantio-obtusin 及其配糖體），naohthopyrone 衍生物及配糖體（rubrofusarin. nor-rubrofusarin）。

● 決明子炒製後，部分大黃酚（chrysophanol），大黃素（emodin）、蘆薈大黃素（aloe-emodin）、大黃酸（rhein）會被破壞，其瀉下作用會大大降低。

● 本品之稀乙醇抽提物應在 10.0％以上，水抽提物應在 10.0％以上，所含大黃酚（chrysophanol）應在 0.12％以上。

苦杏仁

Armeniacae Amarum Semen

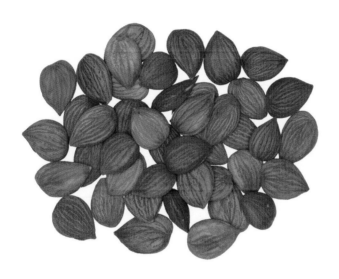

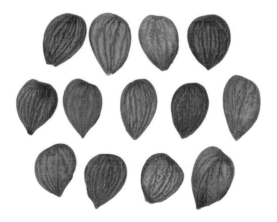

藥材基原

本品為薔薇科（Rosaceae）植物山杏 *Prunus armeniaca* L. var. ansu Maxim.、西伯利亞杏 *Prunus sibirica* L.、東北杏 *Prunus mandshurica* (Maxim.) Koehne 或杏 *Prunus armeniaca* L. 之乾燥成熟種子。

藥材性狀

不同種之本品外型相似，呈扁心臟形，長 10～19mm，寬 7～15mm，厚 5～7mm，頂端略尖，基部鈍圓，左右不對稱。種皮薄，棕色至暗棕色，有不規則的皺紋；尖端稍下側邊緣有一短稜淺痕（種臍），基部有一橢圓形點（合點），種臍與合點間有深色的淺形痕（種脊），從合點處分散出許多深棕色的維管束脈紋分布於種皮中。用溫開水浸潤後剝去種皮，內有白色子葉 2 枚，富油性，其尖端可見小型胚根與胚芽。無臭，味苦。

藥材組織

本品橫切面：種皮的表皮為 1 層薄細胞，散有近圓形的橙黃色石細胞，內為多層薄壁細胞，有小型維管束通過。外胚乳為一薄層脫落細胞。內胚乳為 1 至數層方形細胞，內含糊粉粒及脂肪油。子葉為多角形薄壁細胞，含糊粉粒及脂肪油。

性味與歸經

苦，微溫；有小毒。歸肺、大腸經。

功效

祛痰藥（止咳平喘）。用量 3 ～ 11.5 g（水煎服）。

炮製目的

降低毒性（減少氫氰酸產量）。

炮製技術

● 燀製：取苦杏仁投入沸水中 5 ～ 8 分鐘，翻動片刻，撈出，去皮。用時搗碎。

● 炒製：取燀苦杏仁，置鍋內，用文火清炒至微黃色。用時搗碎。苦杏仁有小毒，燀去皮可除去非藥用部位，同時便於有效成分煎出，提高藥效；炒製可去小毒，並產生新作用。

● 杏仁霜：取淨杏仁研成粗粉，用吸油紙枹扎，壓榨反覆數次，至油淨為度，再研細末過篩即可。

注意事項　本品不宜生用，以免氫氰酸中毒，內服生杏仁 60 粒可致命。

炮製前後臨床上功效及適應症的不同

● 炒製苦杏仁：抑制毒性。

● 燀杏仁：除去非藥用部位（皮膜），易於有效成分釋出，並能殺酶保苷，提升藥效。

● 杏仁霜：多行血絡，宣肺祛痰定喘。

炮製前後主要成分含量差異性

● 苦杏仁含有苦杏仁苷（amygdalin 即所稱維他命 B_{17}）、苦杏仁苷酶（amygdalase）、苦杏仁酶（emulsin）、野櫻苷酶（prunase）等，其鎮咳定喘的主要成分爲 amygdalin。amygdalin 在酶的作用下易生水解，產生苦杏仁腈（mandelonitrile）和 glucose，amygdalin 經水解後產生氫氰酸（HCN），對呼吸中樞有鎮靜作用。mandelonitrile 不穩定，易分解成氫氰酸（HCN）和苯甲醛（benzaldehyde）而揮散。

● 本品之稀乙醇抽提物應在 1.5％以上，水抽提物應在 7.0％以上，所含苦杏仁苷（amygdalin）應在 3.0％以上。

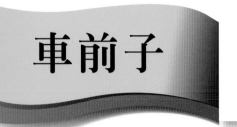

車前子

Plantaginis Semen

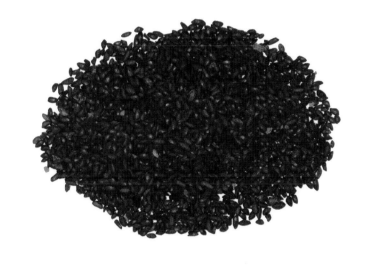

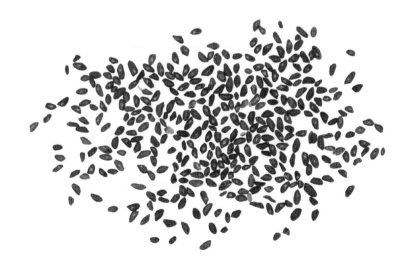

藥材基原

本品為車前科車前（Plantaginaceae *Plantago asiatica L.*）或平車前（*Plantago depressa* Willd.）的乾燥成熟種子。

藥材性狀

本品呈橢圓形或不規則長圓形，稍扁，長 2mm，寬 1mm。 表面淡棕褐色或黑棕色，有光澤。

藥材組織

以身乾、色黑、粒大飽滿者為佳。

性味與歸經

甘，寒。歸肝、腎、肺、膀胱經。

功效

祛溼藥（利水滲溼），用量 5 ～ 15g。

利水泄瀉藥。清熱利尿、滲溼通淋、清乾明目、清肺化痰。

炮製目的

炒製降其寒性，破壞黏液質，不傷胃。

炮製技術

● 炒爆：將車前子投入熱鍋中炒至有炸聲並跳起，且成黃褐色即可。

● 酒車前子：車前子 60kg，酒 6kg（10：1）。車前子加酒，予以充分攪拌，用微火炒至赤褐色即可。

● 鹽車前子：車前子 60kg，鹽 1kg（60：1），水適量。將車前子投入熱鍋中，炒至有香味時即注入鹽水予以混拌炒乾即可；或車前子中加冷鹽水，噴灑鹽水，邊炒邊噴直到鹽水用完，用微火炒拌至有炸聲並跳起有香氣即可。

● 生車前子：揀去雜質，篩去灰屑。

炮製前後臨床上功效及適應症的不同

● 生用：清熱利尿。

● 炒用：降其寒性，提高煎出效果，滲溼止瀉，祛痰止咳，治溼濁泄瀉。

● 鹽製：入腎，促進利水作用、治眼目昏暗及目赤腫痛。

● 酒製：入滋補藥。

炮製前後主要成分含量差異性

● 成分：含車前子苷、桃葉珊瑚苷（aucubin）、熊果酸、琥珀酸、腺嘌呤（adenine）及膽鹼（choline）、黏液質約，（9% 主成分 plantasan）等。清炒黃酮類較高，鹽製次之，生品較低；清炒和鹽炙可提高黃酮類成分含量。

● 本品之稀乙醇抽提物應在 6% 以上，水抽提物應在 6.0% 以上，膨脹度測定應不得低於 4.0%（v/w），所含毛蕊花糖苷（verbascoside）應在 0.40% 以上。

吳茱萸

Evodiae Fructus

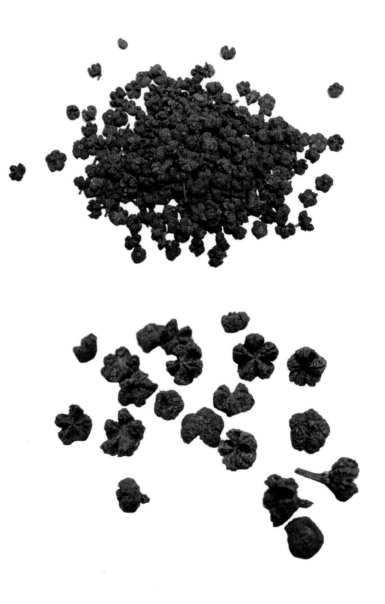

藥材基原

本品為芸香科（Rutaceae）植物，吳茱萸 *Evodia rutaecarpa* (Juss.) Benth.、石虎 *Evodia rutaecarpa* (Juss.) Benth. var. *officinalis* (Dode) Huang、小果吳茱萸 *Evodia rutaecarpa* (Juss.) Benth. var. *bodinieri* (Dode) Huang 之乾燥近成熟果實。

藥材性狀

吳茱萸呈扁球狀，略帶五稜，表面暗黃綠色或綠黑色，粗糙。質硬而脆，氣香濃烈。味辛辣而微苦。甘草製吳茱萸顏色加深，氣味稍淡。

藥材組織

取吳茱萸粉 0.5g，加鹽酸溶液（1 → 100）10mL，用力振搖，過濾，取濾液 2mL，加碘化汞鉀試液 1 滴，產生黃白色沉澱（檢查生物鹼）；另取濾液 1mL，緩緩加入對二甲氨基苯甲醛試液 2mL，置水鍋上加熱，兩液接界處生成紅褐色環狀帶。

性味與歸經

辛、苦，熱；有小毒。歸肝、脾、胃、腎經。

功效

溫裡藥。用量 1.0 ～ 7.5g。

溫中止痛，疏肝止嘔，健胃，鎮吐，鎮痛，驅風，燥溼，利尿等。

炮製目的

去毒性，甘草製毒性降低，燥性緩和。鹽製復增加溫腎氣。

炮製技術

● **甘草製**：取甘草 6kg 搗碎加適量水，煎湯去渣，加入 100kg 淨吳茱萸，燜潤吸盡後，炒至微乾，取出晒乾。

● **炒吳茱萸**：將吳茱萸用微火炒 15 ～ 20 分鐘，見吳茱萸裂開，呈焦色即可。

● **酒吳茱萸**：吳茱萸 300g，酒 75cc。先將吳茱萸浸於甘草水，再予加酒炒乾即可。

● **醋吳茱萸**：吳茱萸 300g，酒 75cc。先將吳茱萸加醋待其浸透予以炒乾即可。

● **鹽吳茱萸**：吳茱萸 3kg，食鹽 50g，水適量。將吳茱萸用鹽水噴勻，微火炒乾即可。

● **薑吳茱萸**：吳茱萸 300g，生薑 75g。先將生薑搗碎作為生薑汁投入吳茱萸並加適量水，待其浸透後予以炒乾即可。

● **黃連炙吳茱萸**：吳茱萸 300g，黃連 75g。先將黃連加水煮 30 分鐘作汁再投入吳茱萸泡，待汁全被吳茱萸吸盡，予以炒乾即可。

炮製前後臨床上功效及適應症的不同

吳茱萸生品多外用，以散寒定痛為主，可用於口瘡口瘡、溼疹搔癢、牙齒疼痛等。

● **甘草水製**：解除毒性。

● **黃連水製**：用於止嘔。

● **鹽製**：治疝痛。

● **薑製**：驅寒鎮痛作用。

● **醋製**：疏肝鎮痛，吳茱萸次鹼有明顯下降。

● **炒製**：下氣降逆。

● **酒製**：治心腹氣滯作痛。

● **鹽製**：吳茱萸鹼及次鹼含量有明顯提升，鹽對吳茱萸生物鹼具有助溶作用，鹽製吳茱萸增強溫腎壯陽，治療寒疝腹痛等。

炮製前後主要成分含量差異性

● **成分**：alkaloid（evodiamine, dehydroevodiamine, rutaecarpine, evocarpine）精油等。

● 所含吳茱萸鹼（evodiamine）及吳茱萸次鹼（rutaecarpine）的總量應在 0.2％以上。

● 本品之稀乙醇抽提物應在 15.0％以上，水抽提物應在 10.0％以上，所含吳茱萸鹼（evodiamine）及吳茱萸次鹼（rutaecarpine）的總量不得少於 0.2％。

● 醋製吳茱萸及酒製吳茱萸的吳茱萸鹼含量較生品為高。

酸棗仁

Ziziphi Spinosae Semen

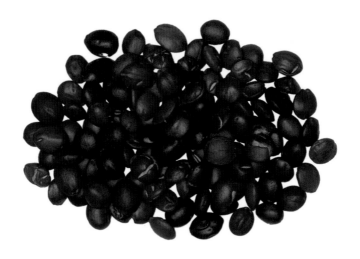

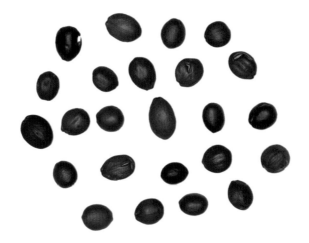

藥材基原

本品為鼠李科（Rhamnaceae）植物酸棗 *Ziziphus jujuba* Mill. var. *spinosa* (Bunge) Hu ex H. F. Chou 之乾燥成熟種子。

藥材性狀

本品呈扁圓形或扁橢圓形，長 5 ～ 9mm，寬 5 ～ 7mm，厚約 3mm。表面紫紅色或紫褐色，平滑有光澤，有的有裂紋。一面較平坦，中間有 1 條隆起的縱線紋；另一面稍凸起。一端凹陷，可見線形種臍；另端有細小凸起的合點。種皮較脆，胚乳白色，子葉 2 枚，淺黃，富油性。氣微，味淡。

藥材組織

本品粉末棕紅色。種皮柵狀細胞棕紅色，表面呈多角形，直徑約 15μm，壁厚，木化，胞腔小。內種皮細胞棕黃色，表面呈長方形或類方形，壁連珠狀增厚，木化。子葉表皮細胞含細小草酸鈣簇晶及方晶。

性味與歸經

甘、酸、平。歸肝、膽、心經。

功效

安神藥（養心安神）。用量 3 ～ 18g。
鎮靜、安神、強壯、催眠、滋養。

炮製目的

　　主要為脫去酸棗仁的膜，呈現出來酸棗仁的子葉，讓酸棗仁苷 A、B 得到充分的利用，因皂苷 A、B 主要存在於子葉中。

炮製技術

● 朱棗仁：酸棗仁 300g，朱砂 6g。酸棗仁噴灑少量的水使其溼潤後加朱砂，晾乾即可。

● 煨棗仁：鍋底先鋪麩皮一層厚 6 ～ 10mm，再放入酸棗仁 1 層，再蓋 1 層麩皮 3 ～ 6mm，用微火煨至底層麩皮開始冒煙，酸棗仁外皮漸呈深紅色並具香氣，迅速起鍋篩去麩皮即可。

● 炒棗仁：將酸棗仁投入熱鍋（120℃），炒至稍焦，噴予少量水再予晒乾即可。

● 焦棗仁：將酸棗仁炒至發爆聲，外皮呈焦黃色，噴予少量水再予晒乾即可。

● 蜜棗仁：酸棗仁 300g，蜂蜜 30g。先將酸棗仁炒至焦黃後，再加蜂蜜予以攪拌續炒至乾即可。

● 鹽棗仁：酸棗仁 60g，鹽 1.2kg，水適量。酸棗仁加鹽水予以攪拌後，用微火炒至褐色即可。

炮製前後臨床上功效及適應症的不同

● 生酸棗仁與炒酸棗仁作用基本上是一樣的，均有安神作用。

● 生炒用於治膽熱不眠，生用止煩渴虛汗。

● 熟則收斂津液，故治療膽虛不眠、煩渴虛汗之症。

● 酸棗仁炒後質酥脆，有利於熬出有效成分提高療效；同時炒製能達到殺酶保苷的作用。

炮製前後主要成分含量差異性

● 酸棗仁含有生物鹼、皂苷和黃酮等多種藥理成分。脂肪油約 31.8%，jujuboside A, B（酸棗仁皂苷 A、B），ebelinlactone, botulin, betulic acid。

● 本品之稀乙醇抽提物應在 6.0％以上，水抽提物應在 7.0％以上，所含酸棗仁皂苷 A（jujuboside A）不得少於 0.03％。

● 酸棗仁皂苷 A、B 主要存在子葉中，使用時需搗碎有利皂苷 A、B 得到充分的利用。

補骨脂

Psoraleae Fructus

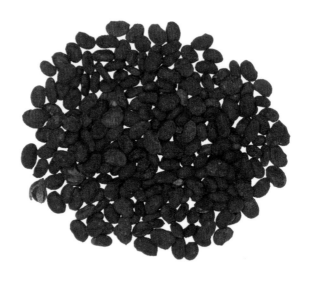

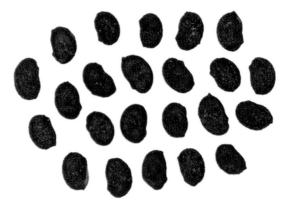

藥材基原

本品為豆科（Leguminosae）植物補骨脂 *Psoralea corylifolia* L. 之乾燥成熟果實。

藥材性狀

本品呈扁橢圓或近腎形，長 3 ～ 5mm，寬約 3mm，表面暗褐或黑色，有微細顆粒紋，中央微凹，一側略扁，有條形種臍。果皮薄，種仁 1 枚，子葉 2 枚，肥厚，質硬。氣芳香，味苦。

藥材組織

本品中部橫切面：果皮波狀彎曲，棕褐色，細胞皺縮，細胞界限不清楚。凹陷處表皮下有眾多扁圓形內生腺體（intramural gland）及少數小型腺毛。內生腺體自果皮表皮向內著生，型大，由十數個至數十個細胞組成，直徑 135 ～ 200μm，細胞縱向延長，呈放射狀排列，腺毛頂部緊貼中果皮，表面觀呈類圓形，中央由多數多角形表皮細胞集成類圓形細胞群（腺體基部），直徑 36 ～ 72μm。小腺毛少數，頭部類卵圓形，4 ～ 5 細胞，長 30 ～ 50μm，直徑 10 ～ 32μm，無柄。非腺毛長 150 ～ 480μm，直徑 15 ～ 22μm，頂部細胞特長。中果皮薄壁組織中有小型外韌維管束；薄壁細胞含有草酸鈣小柱晶。種皮外表皮為 1 層柵狀細胞，長 34 ～ 66μm，寬 7 ～ 14μm，側壁上部較厚，下部較薄，內含紅棕色物質。其內為 1 層啞鈴狀支持細胞，長 26 ～ 51μm，上部較寬大，可見側壁環狀增厚。支持細胞之內為 7 ～ 10 層的薄壁細胞。子葉 2 片，每片由十多層細胞組成，內外各有 1 層排列緊密的薄壁細胞，子葉細胞靠近種皮的數層細胞呈類卵圓形，較大型，靠內側的數層細胞則呈柵狀排列。子葉細胞充滿糊粉粒與油滴。不木化。

性味與歸經

辛、苦，溫。歸腎、脾經。

功效

補益藥（補陽）。用量 5 ～ 12 g。

補腎助陽，固精縮尿，溫脾止瀉。

炮製目的

增強止瀉作用（抑制胃腸濡動及促進胃激素分泌）。

炮製技術

● 鹽製補骨脂：取淨補骨脂 100kg，用鹽水（食鹽 2kg）拌勻或噴灑均勻，燜透，置鍋內文火炒至微鼓起，取出，放涼；或鹽水蒸取淨補骨脂 600kg，用鹽 7 ～ 8g，水適量。將補骨脂洗淨加鹽水拌勻，蒸 1 小時即可。

● 炒製補骨脂：將補骨脂去淨雜質，用大火炒 15 ～ 20 分鐘，見爆裂聲，呈焦色即可。

● 炙補骨脂：補骨脂 6kg，羊油 600g，先將羊油融化去渣，再加入補骨脂，炒至微黃色即可。

※ 目前以雷公法炮製的補骨脂之補骨脂素和異補骨脂素的含量均高於其他炮製法的含量，其最佳炮製條件為 1 倍量黃酒浸泡半天，水浸泡 2 天，蒸 6 小時。

炮製前後臨床上功效及適應症的不同

● 生品：長於補脾腎、止瀉痢，多用於脾腎陽虛、瀉痢，有溫腎壯陽作用，但因辛熱而燥，服用時間較長或用量較大有傷陰之弊，可出現口乾、舌燥、喉痛等症狀。

● 鹽製：緩和辛辣溫燥之性，且可引藥入腎，增強補腎納氣、止瀉作用（與抑制胃腸蠕動及促進胃激素分泌有關）。

炮製前後主要成分含量差異性

● 成　分：furocoumarin（psoralen, angelicin）, flavanone（bavachinin, bavachin, isobavachin）, bakuchiol, 脂肪油 chalocone（isobavachalcone）。

● 用鹽製炒的過程中火侯不宜過大及時間太長，以防香豆類衍生物揮發及黃酮類化合物被破壞。

● 本品之稀乙醇抽提物應在 10.0％以上，水抽提物應在 9.0％以上，所含補骨脂素（psoralen）和異補骨脂素（isopsoralen）的總量不得少於 0.70％。

III

全草類・葉類
Herba et Folium

肉蓯蓉

Cistanches Herba

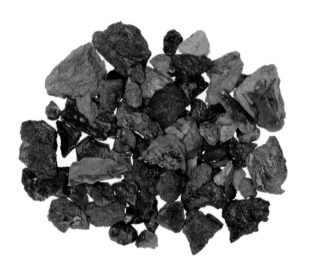

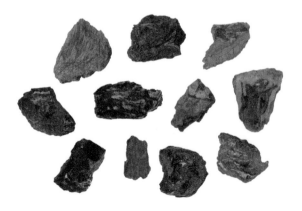

藥材基原

本品為列當科（Orobanchaceae）植物肉蓯蓉 *Cistanche deserticola* Y. C. Ma 或管花肉蓯蓉 *Cistanche tubulosa* (Schrenk) Wright 之乾燥帶鱗葉的肉質莖。

藥材性狀

肉蓯蓉為不規則類圓形厚片，表面棕褐色或灰棕色。切面中間有淡棕色點狀維管束，排列成波狀環紋；周邊成灰黑色鱗片狀。質堅脆，氣微，味甜微苦。

藥材組織

● 淡蓯蓉的皮部與髓部顯黑棕色，木部的導管群束顯淡棕色，放射狀排列，呈花紋狀。
● 鹽蓯蓉的皮部與髓部顯淡棕色，導管群亦呈放射狀排列。
● 酒蓯蓉表面黑棕色，質柔軟，味微甜，微有酒氣。

性味與歸經

甘、鹹，溫。歸腎、大腸經。

功效

補益藥（補陽）。用量 6 ～ 12g。

補腎陽、益精血、潤腸通便，用於腎陽不足、精血虧虛、陽痿不孕、腰膝酸軟、筋骨無力、腸躁便秘。

炮製目的

酒製增強補益活性及補腎助陽之力。

炮製技術

- 酒製肉蓯蓉：取肉蓯蓉片 50kg 加黃酒 15kg，投入甕中容器內，密閉隔水加熱或用蒸汽加熱燉透，或蒸至酒吸盡取出晒乾。
- 製肉蓯蓉：取肉蓯蓉片 30kg 加黑豆 3kg（先炒香），可分三等分操作，黑豆加肉蓯蓉片微火悶煮至水乾取出晒乾即可。
- 蒸肉蓯蓉：取肉蓯蓉片蒸至熟透晒成半乾，加酒潤溼隔 2 日再予蒸至 2 ～ 3 小時取出晒乾即可，如此蒸製晒乾反覆 4 次，至黑金色為度。
- 鹽製肉蓯蓉：為防腐敗於產地先行鹽製，故使用時需將鹽浸泡洗去，再行切片。

炮製前後臨床上功效及適應症的不同

- 肉蓯蓉生品：補腎止濁，滑腸通便力強，多用於便秘、白濁。
- 酒製：增強補腎助陽之功效，多用於陽痿、腰痛、不孕。助陽活性為麥角甾苷（acteoside），不宜高溫高壓炮製，不然會隨時間遞減。甜菜鹼（betaine）的含量依序生品＞鹽製＞酒製＞蒸製。

炮製前後主要成分含量差異性

● 含有肉蓯蓉苷 A、B、C、H（cistanoside A, B, C, H）、松果菊苷（echinacoside，有抗流行病毒及增強免疫的功能）、毛蕊花糖苷（verbascoside）、麥角留苷（acteoside）、鵝長楸苷（lirodendrin）、甜菜苷（betaine）、β-谷甾醇（β-sitosterol）、甘露醇（mannitol）、胺基酸與多醣類等多種成分。

● 本品之稀乙醇抽提物應在 35.0％以上，水抽提物應在 25.0％以上，所含松果菊苷（echinacoside）和毛蕊花糖苷（verbascosid）的總量不得少於 0.3％，管花肉蓯蓉所含松果菊苷和毛蕊花糖苷（verbascoside）的總量不得少於 1.5％。

枇杷葉

Eriobotryae Folium

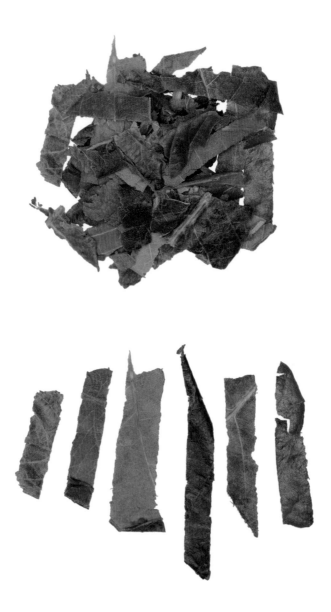

藥材基原

本品為薔薇科（Rosaceae）植物枇杷 *Eriobotrya japonica* (Thunb.) Lindl. 的乾燥葉。

藥材性狀

枇杷葉為絲條狀，灰綠色、黃棕色或紅棕色，革質而脆，味微苦。製枇杷葉棕黃色，質脆，略有光澤和黏性，具蜜香氣，味甜。

藥材組織

枇杷葉絨毛多，如係乾葉需先水洗並予悶潤 1 ～ 2 小時軟化後，將葉面展開用刷子擦除絨毛。倘是生葉無需溼潤，直接以焙火燒去絨毛即可，再切成細條備用。炮製前後主要成分均為橙花叔醇揮發油，含量約 61 ～ 74%，含量差異不大。

性味與歸經

苦、微寒。歸肺、胃經。

功效

祛痰藥（止咳平喘）。用量 6 ～ 12g。

清肺化痰止咳，和胃降逆止嘔，多用於肺熱咳嗽、胃熱嘔穢或口渴。

炮製目的

枇杷葉去毛，以免直接刺激咽喉而引起咳嗽。

炮製技術

- 淨製：除去絨毛。鮮枇杷葉，刷淨背面絨毛，用清水洗淨泥土。
- 切製：用水噴潤，切絲，乾燥。鮮枇杷葉剪絲。
- 薑製：取生薑切片煎湯，加入枇杷葉共煮，除去薑渣，再煮至湯吸盡，取出晒乾。
- 蜜製：先將煉蜜20kg加適量開水稀釋後，加入淨枇杷葉絲100kg拌勻，燜透，置鍋內用文火炒至不黏手，取出，放涼。

炮製前後臨床上功效及適應症的不同

- 蜜製：可增強潤肺止咳作用。
- 薑製：可治胃病。

炮製前後主要成分含量差異性

- 枇杷葉含有皂苷、苦杏仁苷、齊墩果酸、鞣酸、維生素等，其中苦杏仁苷經人體吸收以後可分解成氫氰酸和苯甲醛。
- 實驗證明枇杷葉炮製後，熊果酸含量依序為薑湯＞蜜炙＞薑汁炒＞生品。
- 本品之稀乙醇抽提物應在 16.0％以上，水抽提物應在 10.0％以上，所含齊墩果酸（oleanolic acid）、熊果酸（ursolic acid）總量不得少於 0.70％。

艾葉

Artemisiae Argyi Folium

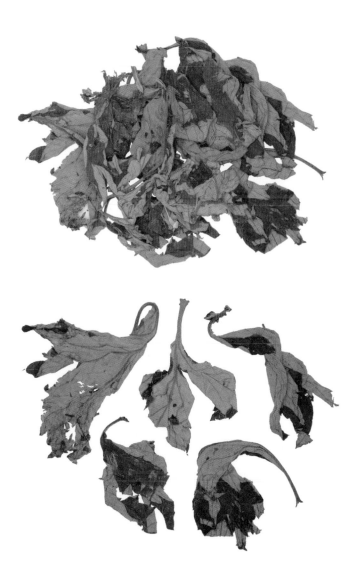

藥材基原

本品為菊科（Compositae）植物艾 *Artemisia argyi* Levl. et Vant. 之乾燥葉。

藥材性狀

本品為皺縮捲曲或破碎葉片，有短柄。完整葉片展平後呈卵狀橢圓形，羽狀深裂，裂片橢圓狀披針形，邊緣有不規則的粗鋸齒；上表面灰綠色或深黃綠色，有稀疏的柔毛及腺點；下表面密生灰白色絨毛。質柔軟。氣清香，味苦。

藥材組織

本品橫切面：上下表皮均被明顯角質層並見毛茸，上表皮為一層方形，長方形且頂部厚化的細胞組成，細胞壁略稍彎曲，下表皮細胞亦厚化，細胞壁波狀彎曲，氣孔、毛茸較多，非腺毛呈丁字形，頂端為一個細長而扭曲的細胞，胸腔線形或不明顯，密布於下表皮，腺鱗單個散在或位於表皮的凹陷處，腺頭呈扁圓形，由數個細胞組成。葉肉之柵狀組織與海綿組織各占葉肉之半，有的細胞含有草酸鈣簇晶，其柵狀組織由 1～2 層細胞組成，呈長方形，切線性排列，海綿組織之疏鬆細胞呈類圓形、圓形、不規則形，細胞內有草酸鈣方晶、簇晶。中肋部分，皮層明顯，由 2～4 層長扁形厚角細胞及 3～5 層多角形大小不一的薄壁細胞組成。維管束為並立型維管束，韌皮部的細胞較小，形狀不規則，木部之導管為螺旋紋，橫面觀呈類圓形、長橢圓形，3～7 個連生成一線排列，木化到強木化。葉脈旁薄壁細胞常含淡黃色或鮮黃色物質，木部薄壁細胞常含棕色物質。

性味與歸經

辛、苦，溫。歸肝、脾、腎經。

功效

理血藥（止血）。用量 3 ～ 10g。

散寒止痛、溫經止血、除溼止癢。

炮製目的

降低毒性，增強溫經止血功能。

炮製技術

● 焦艾葉：艾葉或艾絨用微火炒製稍焦後，噴撒少許水再炒乾即起藥。

● 醋艾葉：艾葉 60kg，醋 3kg（20：1）。艾葉加醋予以攪拌使其滲透炒至焦黑。

● 艾絨：取艾葉搥搗成絨，煉去硬莖葉柄篩去灰屑。

● 酒艾葉：艾葉 60kg，醋 6kg（10：1）。將艾葉武火炒黑再加酒予以攪拌使其滲透放冷即可。

炮製前後臨床上功效及適應症的不同

● 生用艾葉：散寒除溼。

● 醋艾葉：治崩漏帶下，溫而不燥，並能增強逐寒止痛作用。

● 炭艾葉：溫經止血功能強，多用於虛寒性出血症。

炮製前後主要成分含量差異性

◉艾葉主要含精油 cineole（桉葉油），phellandrene, cadinene, sesquiterpene, α -tujone 爲神經毒性，經炒炭後大部分被破壞毒性降低。

◉鞣質含量以三種製炭（炒焦、炒炭、醋炒艾葉炭）浸出物明顯增高，可增強止血功能。

◉本品之稀乙醇抽提物應在 15.0% 以上，水抽提物應在 14.0% 以上。

麻黃

Ephedrae Herba

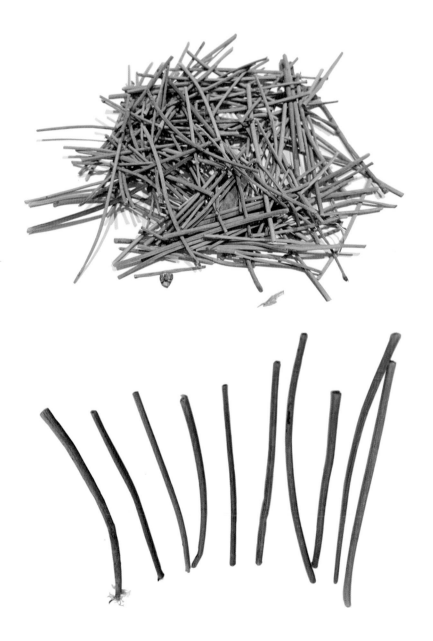

藥材基原

本品為麻黃科（Ephedraceae）植物草麻黃 *Ephedra sinica* Stapf.、中麻黃 *Ephedra intermedia* Schrenk et C. A. Mey. 或木賊麻黃 *Ephedra equisetina* Bge. 之乾燥草質莖。

藥材性狀

草麻黃：呈細長圓柱形、少分枝，直徑 1 ～ 2mm，有的帶少量的木質莖。表面淡綠色至黃綠色，有細的縱稜線。節明顯，節間長 2 ～ 6cm，節上有膜質鱗葉，長 3 ～ 4 mm，裂片 2 稀為 3 片，先端反曲，基部常連合成筒狀。質輕脆，易折斷，折斷時有粉塵飛出，斷面略呈纖維性，外圍為綠黃色，中央髓部呈暗紅棕色。氣微香，味微苦澀。

木賊麻黃：小枝多分枝，直徑 1 ～ 1.5mm，稜線 13 ～ 14 條，節間長 1 ～ 3cm，鱗片狀葉長 1 ～ 2mm，裂片 2 稀為 3 片，上部約 1/4 分離，呈短三角形，尖端多不反曲。

中麻黃：小枝多分枝，直徑 1 ～ 3mm，稜線 18 ～ 28 條，節間長 2 ～ 6cm，葉長 2 ～ 3mm，裂片 3 稀為 2 片，上部約 1/3 分離，先端銳尖。莖表面淡綠或黃綠色，內心紅棕色。味苦澀。

藥材組織

草麻黃莖橫切面：為類圓形而稍扁，邊緣有稜線而呈波狀凸凹。表皮細胞類方形，外壁厚，被較厚的角質層，兩稜線間有下陷氣孔，保衛細胞壁木化。稜線處有非木化的下皮纖維束。皮層似葉肉組織，含葉綠體，有纖維束散在。

幼枝外韌維管束 8～10 個，老枝產生束間形成層，但外側為薄壁細胞。韌皮部狹小，其外有新月形纖維束。形成層環類圓形。木質部連接成環，呈三角形，細胞全部木化。髓部薄壁細胞常含棕紅色塊狀物，可見少數環髓纖維。表皮、皮層細胞及纖維壁均有細小草酸鈣方晶或砂晶。

木賊麻黃莖橫切面：維管束 8～10 個。形成層類圓形。無環髓纖維。

中麻黃莖橫切面：維管束 12～15 個。形成層環類三角形。環髓纖維成束或單個散在。

性味與歸經

辛、微苦，溫。歸肺、膀胱經。

功效

解表藥（辛溫解表）。用量 1.5～9g。

止汗。用於自汗、盜汗。鎮咳、平喘、利尿、祛痰。發汗解表、宣肺平喘、利水消腫。

炮製目的

緩和藥性（蜜製後味甘而微苦，性溫偏潤，辛散發汗作用緩和）。

炮製技術

● **切製**：切段，除去雜質、木質莖、殘根，淋水稍潤，切段，晒乾，篩除灰屑。

●炮製：

⑴**蜜製**：將煉蜜 20kg 加適量開水稀釋後，倒入 100kg 麻黃段中拌勻，燜透，置鍋內用文火炒至不黏手時，取出放涼。

⑵**製絨**：取麻黃段，碾成絨，篩去細粉。

⑶**蜜製絨**：取適量開水將煉蜜 25kg 用稀釋後，加入麻黃絨 100kg 拌勻，燜透，置鍋內用文火加熱，炒至深黃色不黏手為度。取出放涼

⑷麻黃炮製以溫度不超過 55℃ 最好，可避免揮發油散失。

炮製前後臨床上功效及適應症的不同

●**麻黃生品**：發汗解表和利水消腫力強，多用風寒表實證、風水浮腫、風溼痹痛、陰疽、痰核。

●**麻黃蜜製**：辛散發汗作用緩和，以宣肺平喘力勝。

●**製麻黃絨**：緩和藥性，適用於虛弱、老幼病人。

●**麻黃蜜絨**：作用更加緩和。

●ephedrine 有散瞳作用，與 adrenaline 類似，有抗過敏作用。pseudoephedrine 有著利尿作用，支氣管擴張作用。

●因有藥品交互作用，與 amitriptyline 併用時會造成低血壓，增加 dexamethasone 的清除率，減少 dexamethasone 的效果；與 MAOI 併用增加高血壓與腦血管疾病的風險。

炮製前後主要成分含量差異性

●**成分**：含 akaloid 類主要成分 L-ephedrine（麻黃鹼）及揮發油，麻黃除於中藥作飲片處方外，也是製造 L-ephedrine 的重要原料。

◉麻黃經炮製後總生物鹼含量最高，蜜製麻黃絨含量最低；蜜製烘烤麻黃浸出物含量最高，麻黃絨含量最低；生品麻黃發汗最強，發汗作用的主要有效成分是揮發油和醇萃取物；蜜炙麻黃的平喘作用最強，平喘主要有效成分是揮發油和生物鹼。

◉本品之稀乙醇抽提物應在 13.0％以上，水抽提物應在 10.0％以上，所含總生物鹼以麻黃鹼（ephedrine）及偽麻黃鹼（pseudoephedrine）之總和計算，應在 0.8 W％以上。

淫羊藿

Epimedii Herba

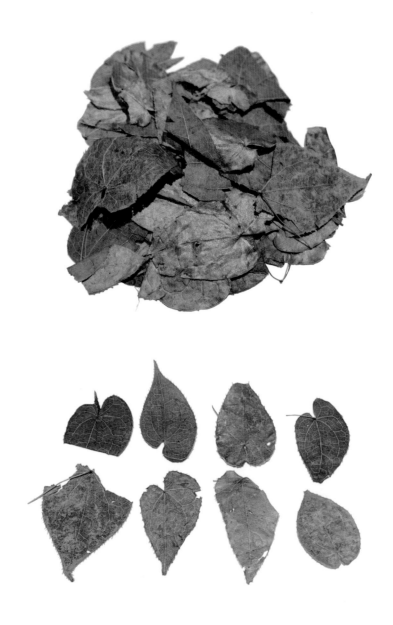

藥材基原

本品爲小蘗科（Berberidaceae）植物箭葉淫羊藿 *Epimedium sagittatum* (Sieb. et Zucc.) Maxim. 、朝鮮淫羊藿 *Epimedium koreanum* Nakai 或淫羊藿 *Epimedium brevicornum* Maxim. 及同屬近緣植物之乾燥地上部或全草。

藥材性狀

箭葉淫羊藿：莖細長圓柱形，長約至 30cm；表面棕色或棕黃色，折斷面中空。葉爲三出複葉，葉柄細長；小葉卵圓形或卵狀披針形，革質，長 4 ～ 9 cm，寬 2.5 ～ 5cm，先端漸尖，側生小葉基部明顯偏斜，外側較大，邊緣具細刺毛，上面棕綠色或灰綠色，下面灰綠色，疏被粗短伏毛或近無毛。氣微，味苦。

朝鮮淫羊藿：葉爲二回三出複葉；小葉片薄，紙質，卵形或長卵形，先端長尖，基部心形，邊緣具細鋸齒，齒端刺毛狀。

淫羊藿：葉爲二回三出複葉；小葉片近革質，寬卵形或近圓形。

藥材組織

(1) 箭葉淫羊藿

葉表面觀：上、下表皮細胞垂周壁不規則連珠狀增厚；下表皮細胞外平周壁具乳頭狀凸起，表面觀呈雙圓圈狀。氣孔、非腺毛僅存在於下表皮。氣孔不定式。非腺毛 5～23 細胞，上部 1～7 細胞，無色，壁厚約 6μm，頂端細胞特長，平直或作鈍角、直角狀拐折，也有作不規則彎曲或扭曲，下部細胞淺棕色，有的含棕色物；少數毛較長，多至 24 細胞以上，下部細胞短扁，相連呈竹節狀，

全部細胞含淡棕色物；另有少數毛粗短，3 ～ 5 細胞，壁薄，先端圓鈍。異細胞縱長，沿葉脈縱向排列，內含 1 至多個草酸鈣柱晶，長 15 ～ 40μm，直徑 4 ～ 13μm。另可見草酸鈣簇晶，直徑 9 ～ 41μm，稜角短鈍，有的由 1 ～ 2 個方晶簇合而成；方晶直徑 5 ～ 25μm。

(2) 朝鮮淫羊藿

非腺毛多細短，2 ～ 8 細胞，平直或稍彎曲，頂端細胞多長而尖，上部 1 ～ 3 細胞或全部細胞含黃棕色物，基部細胞具角質細條紋；另一種毛粗長，主要分布在主脈及葉基部，細胞多至 30 餘個，多彎曲，下部細胞短或扁，向上漸延長，有的細胞收縮或膨大，兩者相間隔，頂端細胞先端鈍圓，有的細胞含紅棕色或黃棕色油滴狀物。少數非腺毛 6 ～ 10 細胞，頂端細胞先端鈍圓或銳尖。

(3) 淫羊藿

非腺毛較少，主脈或主脈基部略多，3 ～ 14 細胞，平直或彎曲，基部細胞短，壁稍厚，向上細胞延長，壁薄，頂端細胞呈波狀、扭曲、倒折或直立，先端鈍圓，有的細胞收縮，多數或全部細胞含棕色物。少數毛較細短，細胞較少，頂端細胞特長，先端銳尖，含棕色物。

性味與歸經

辛、甘，溫。歸肝、腎經。

功效

補益藥（補陽）。用量 3 ～ 10g。

補命門，益精氣，堅筋骨，利小便。主治絕陽不興、絕陰不產、冷風勞氣、四肢不仁。

炮製目的

羊脂製後減其寒性。滋補腎氣，有增加壯陽功能。

炮製技術

● 淫羊藿：取原生藥材，除去雜質，摘取葉片，噴淋清水，稍潤後乾燥，捆紮備用。

● 酒淫羊藿：淫羊藿葉片 600g，酒 120cc，淫羊藿加酒混拌，待其潤透炒乾即可。

● 炙淫羊藿：取羊脂油（600g）加熱熔化，再加入去刺狀鋸齒緣之淫羊藿葉片（6kg），以文火炒拌，待葉片表面均勻地沾有油亮光澤，而且呈微黃色時，取出放涼。（羊脂炮製有助於 Zn、Mn、Cu 等微量元素的溶出，具有溫腎壯陽的作用）

炮製前後臨床上功效及適應症的不同

● 生淫羊藿：具有祛風溼的作用，可用於風寒溼痺、中風偏癱及小兒麻痺等症。

● 羊脂製淫羊藿：羊脂油甘熱，能溫散寒邪、益腎補陽，淫羊藿經羊油製過可增強溫腎助陽的作用，可用於陽痿、不孕等症。

炮製前後主要成分含量差異性

● 羊脂油炒炙淫羊藿可破壞淫羊藿苷（icariin）的分解酶，可使淫羊藿苷得以保存，促使淫羊藿與羊油發生協同作用，有助於精液的分泌和壯陽作用。

● 黃酮類：淫羊藿苷（icariin）、淫羊藿素（icaritin）、淫羊藿新苷 A、B、C（epimedoside A, B, C）、去氧甲基藿苷（des-O-methycarrine）、β– 去氫淫羊藿素（β-anhydroicariine）.

● 木質素類：淫羊藿次苷（icariside I）、淫羊藿醇（icariol）。

● 脂肪酸類：棕櫚酸（palmitic acid）、油酸（oleic acid）、亞麻油酸（linoleic acid）、硬脂酸（stearic acid）等。

● 淫羊藿高溫炮製後含多糖類物質會明顯下降。

● 本品之稀乙醇抽提物應在 15.0％以上，水抽提物應在 6.0％以上，淫羊藿苷（icariin）應在 0.4％以上。

荊芥

Schizonepetae Herba

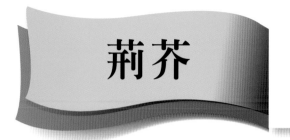

▼ 荊芥穗

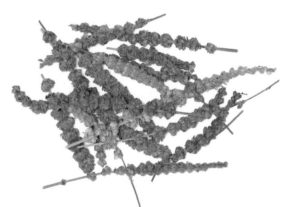

▼ 荊芥炭

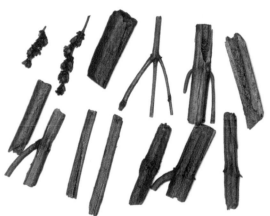

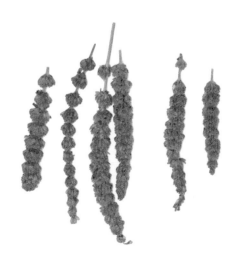

藥材基原

本品為唇形科（Labiatae）植物荊芥 *Schizonepeta tenuifolia* Briq. 之乾燥地上部分。

藥材性狀

本品全體長約至 100cm。莖上部有分枝，方柱形，直徑 2 ～ 4mm；表面淡黃綠色或淡紫紅色，被短柔毛；體輕，質脆，斷面類白色。葉對生，多已脫落，完整者展平後呈 3 ～ 5 回羽狀深裂，裂片條形或披針形，兩面被柔毛。假穗狀輪傘花序頂生，長 2 ～ 9cm；宿萼鐘狀，先端 5 齒裂，淡棕色或黃綠色，被短柔毛；花冠多脫落。小堅果棕黑色。氣芳香，味微澀而辛涼。

性味與歸經

辛，微溫。歸肺、肝經。

功效

解表藥（辛溫解表）。用量 3 ～ 11.5g。
發汗、鎮痙、解熱、散瘀、驅風。

炮製目的

本品不宜久煎，製炭具有加強止血的功效。

炮製技術

● 醋荊芥：荊芥加醋炒至大部分呈黑即可。

● 炒荊芥穗：將荊芥穗炒至呈黃色即可。

● 焦荊芥穗：將荊芥穗用大火炒至稍焦程度。

● 荊芥穗炭：將荊芥穗投於鍋中，炒至全部呈焦黃色，但不得使其灰化。

● 蜜荊芥穗：荊芥穗 600g，蜂蜜 150g（4：1）。蜜加熱放入荊芥穗炒至七八分乾，噴撒少許水續炒至紅黃色即可。

炮製前後臨床上功效及適應症的不同

● 荊芥一般都生用袪風解表，炒製用於自汗、盜汗。

● 炒焦製炭辛散具有止血的功效。

● 荊芥穗發汗力強，用於無汗症。

炮製前後主要成分含量差異性

● 成分：d-menthone 有鎮痛效果，l-pulegone 有抗炎症作用。

● 與生乾荊芥相比較，荊芥炭可縮短凝血時間 70％以上。

● 本品所含稀乙醇抽提物應在 7.0％以上，水抽提物應在 7.0％的以上，所含揮發油應在 0.3％（v/w），所含胡薄荷酮（pulegone）不得少於 0.02％。

IV

花類
Flos

金銀花

Lonicerae Flos

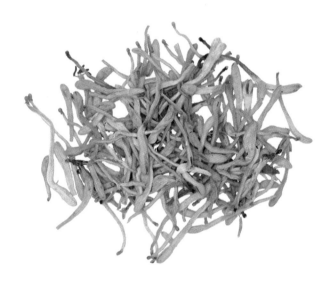

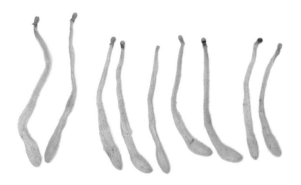

藥材基原

本品為忍冬科（Caprifoliaceae）植物忍冬 *Lonicera japonica* Thunb.、紅腺忍冬 *Lonicera hypoglauca* Miq.、山銀花 *Lonicera confusa* DC. 或毛花柱忍冬 *Lonicera dasystyla* Rehd. 之乾燥花蕾。

藥材性狀

忍冬：花蕾細棒槌狀，略彎曲，長 1.3 ～ 5.5cm，上部較粗，直徑 2 ～ 3mm。表面淡黃色或黃棕色，久儲色較深，密被糙毛和長腺毛。花萼細小，萼筒類球形，長約 1mm，無毛，先端 5 裂，萼齒卵狀三角形，被毛；花冠筒狀，先端稍開裂，有時可見開放的花，則上部開裂呈二唇形，全長約至 5cm；雄蕊 5 枚附於筒壁；雌蕊 1 枚，有 1 細長花柱。氣清香，味甘微苦。

紅腺忍冬：花蕾長 1 ～ 5cm，直徑 0.8 ～ 2mm，黃棕色或棕色；萼筒無毛，萼齒長三角形，具睫毛；花冠外近無毛或冠筒被疏毛及短柄腺毛。氣清香，味甘微苦。

山銀花：花蕾長 1.3 ～ 5cm，直徑 0.5 ～ 2mm，紅棕色或灰棕色，被倒生短糙毛，腺毛較多；萼齒通常長三角形，長超過寬，與萼筒均密被灰白色或淡黃色小硬毛。氣清香，味甘微苦。

毛花柱忍冬：花蕾長 2.5 ～ 4cm，直徑 1 ～ 2.5mm。表面淡黃色微帶紫色，無毛。花萼裂片短三角形。開放者花冠上唇常不整齊，花柱下部多密被長柔毛。

藥材組織

(1) 忍冬

花蕾表面：腺毛有兩種，一種頭部倒圓錐形，頂端平坦，側面觀 10 ～ 33 細胞，排成 2 ～ 4 層，直徑 48 ～ 108μm，柄部 1 ～ 5 細胞，長 70 ～ 700μm；另一種頭部類圓形或略扁圓形，4 ～ 20 細胞，直徑 30 ～ 64μm，柄 2 ～ 4 細胞，長 24 ～ 80μm。厚壁非腺毛單細胞，長 45 ～ 900μm，直徑 14 ～ 37μm，壁厚 5 ～ 10μm，表面有微細疣狀或泡狀凸起，有的具角質螺紋。薄壁非腺毛單細胞，甚長，彎曲或皺縮，表面有微細疣狀凸起。草酸鈣簇晶直徑 6 ～ 45μm，稜角細尖。花粉粒類圓形或圓三角形，具 3 孔溝，表面有細密短刺及細小顆粒狀雕紋。

(2) 紅腺忍冬

腺毛頭部盾形而大，頂面觀 8 ～ 40 個細胞，直徑 60 ～ 176μm，側面觀 7 ～ 10 個細胞，排列 1 ～ 2 層，頂端一層細胞略凹陷；柄短，1 ～ 4 個細胞，長 5 ～ 48μm，直徑 22 ～ 40μm。厚壁非腺毛單細胞，平直，少數彎曲呈激狀，長 38 ～ 1,408μm，表面有細疣狀凸起，少數具螺紋。

(3) 山銀花

腺毛頭部倒圓錐形或壇形，頂端凹陷或較平坦，側面觀 20 ～ 100 個細胞，排成 3 ～ 5 層，直徑 32 ～ 150μm；柄部 2 ～ 5 個細胞，與頭部相接處的細胞甚短，有的兩細胞併列，基部細胞大多粗而長。厚壁非腺毛單細胞，長 32 ～ 848μm，表面有細疣狀凸起，有的具雙或單螺紋。毛茸足部周圍的表皮細胞隆起。

(4) 毛花柱忍冬

腺毛少數，頭部帽形，側面觀 10 ～ 18 個細胞，排成 2 層，頂面觀 20 ～ 50 個細胞，直徑 65 ～ 160μm，柄部甚短，4 ～ 9 個細胞並列；偶有小腺毛，頭部 3 ～ 4 個細胞。厚壁非腺毛少數，有的兩細胞基部併生，上部分離似鹿角樣。

性味與歸經

甘，寒。歸肺、胃經。

功效

清熱藥（清熱解毒）。用量 6 ～ 30g。

外感風寒、溫病發熱、肺熱咳嗽、喉痺、疔瘡癰腫諸毒、熱毒下痢等。

炮製目的

炒炭減其寒性。增加止血功能。

炮製技術

● 炒銀花：將金銀花投入 100℃ 熱鍋內，用微火炒至成深黃色即可，高溫會破壞有效成分。

● 銀花炭：取揀淨枝金銀花，置鍋內用武火炒至焦褐色，噴淋清水，取出晒乾。

炮製前後臨床上功效及適應症的不同

● 生用：外感風熱及溫病初起、暑熱症、癰腫疔毒、腸癰。

● 製炭：炒炭後寒性減弱並具澀性，止血。用於熱毒血痢、清熱瀉痢、治禁口痢、涼血止血劑。

炮製前後主要成分含量差異性

● 含綠原酸（chlorogenic acid）、木犀草苷（luteoloside）、luteolin、3, 5-Di-O-caffeoylquinic acid。

● 金銀花內含 lonicerin（忍冬苷），有抗菌消炎作用。

● 本品之稀乙醇抽提物應在 22.0％以上，水抽提物應在 24.0％以上，所含綠原酸（chlorogenic acid）應在 1.5％以上。

紅花

Carthami Flos

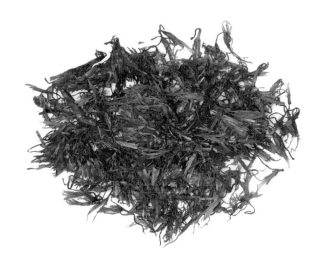

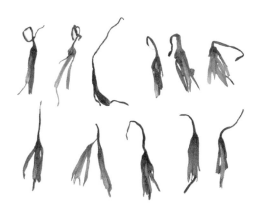

藥材基原

本品爲菊科（Compositae）植物紅花 *Carthamus tinctorius* L. 之乾燥管狀花（川紅花）。

藥材性狀

本品爲不帶子房之管狀花，呈紅色或呈橘紅色，長約 1.5cm。花筒細長呈尾狀，先端 5 裂，呈線形，長 5 ～ 8mm，雄蕊 5 枚，花藥聚合成管狀，伸出裂片外，呈黃色至棕黃色，中央 1 枚圓柱形花柱，黃色，頂端爲分叉。有特殊香氣，味微苦。

藥材組織

花瓣橫切面鏡檢，花冠頂端細胞分化成不規則絨毛狀。導管具螺紋，不木化。分泌組織由分泌細胞單列縱向連接而成，細胞中充滿淡黃或棕色物質，分泌細胞徑約 40 微米，自花筒基部分出，達花瓣、花絲及柱頭各部。花粉囊細胞形狀不一，有特異增厚壁。花藥各花絲連接處細胞呈方或長方形，胞壁頗厚。花粉粒中內含物由此孔溢出。柱頭表皮細胞分化成圓錐形之單細胞，頂端表皮細胞呈鈍圓絨毛狀。

性味與歸經

辛，溫。歸心、肝經。

功效

理血藥（活血祛瘀）。用量 3 ～ 10g。

活血化瘀之要藥，用於活血通經、祛瘀止痛、冠心病、血管栓塞性疾病。

炮製目的

改變活性。酒炙後，色素浸出量大大增加約 10％左右。

炮製技術

●炒紅花：紅花用微火炒至見焦斑點程度即可。（研究表示紅花在 60℃以下乾燥不會影響其品質）

●紅花炭：將紅花用炒至赤褐即可。

●醋紅花：紅花 6kg，醋 1.2kg（5：1）。紅花加醋予以混拌，用微火炒至焦紅色即可。

●酒紅花：用酒拌勻，蒸 30 分鐘晒乾。每紅花 100 kg，用黃酒約 25kg。

炮製前後臨床上功效及適應症的不同

●生用水煎具有活血作用，酒煮具有破血功能，若以 75％乙醇提取對 adrenaline 或 noradrenaline 之血管收縮作用產生拮抗，有顯示擴張作用。

●孕婦、月經過多者忌服，有出血傾向者慎服。因有藥品交互作用，與 warfarin 併用可能會增加出血的危險性。

炮製前後主要成分含量差異性

● 成分：hydroxysafflor yellow A（羥基紅花黃色素 A），carthamin, saflor yellow A（水溶性），lignin, trachelogenin, tracheloside, carthamone 脂肪油等。carthamin（紅花苷）係由黃色花瓣所含前驅物質之酵素氧化作用產生，為活血化瘀主要成分，服用過多會有出血現象，黃色帶也較未炮炙前明顯。

● 紅花經酒炙後色素總浸出量提高約 10% 左右。

● 紅花在開花後的第 3 天採收，黃色素和腺苷含量均最高。

● 加熱醋製對羥基紅花黃色素 A 和斛皮素的損失較嚴重。

● 花含有紅花素（carthamine）可提取優良的天然紅色色素。

● 種子含油量達 55.38%，可以榨油，脂肪酸組成中富含亞油酸、油酸以及荳蔻酸、棕櫚酸等，還有豐富的維生素 E，是一種重要的油料作物。其中紅花油的亞油酸含量高達 70 ～ 80%，居食用油之冠，對人體心血管系統具有較好的保健作用，長期食用可以降低血脂和血清膽固醇，防止動脈粥樣硬化，是高級營養油和烹飪油。

● 本品之稀乙醇抽提物不得少於 30% 以上，所含水抽提物不得少於 30%，所含羥基紅花黃色素 A（hydroxysafflor yellow A）不得少於 1.0%。

旋覆花

Inulae Flos

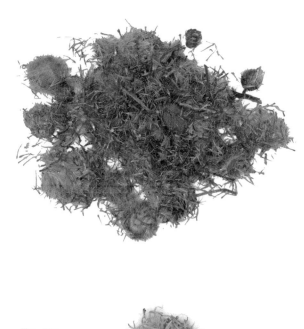

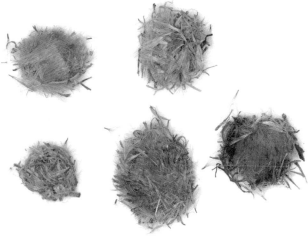

藥材基原

本品為菊科（Compositae）植物旋覆花 *Inula japonica* Thunb. 或 *Inula britannica* L. var. *chinensis* (Rupr.) Regel 之乾燥頭狀花序。

藥材性狀

本品呈球形或扁球形，直徑 1～2cm，多鬆散。總苞半球形，有苞片 5 層，最外層苞片常葉質而長，或上部葉質下部革質，內層苞片膜質；基部有時殘留花梗，苞片及花梗被白色茸毛。舌花 1 輪，黃色，長約 1cm，舌片帶狀，多捲曲，頂端 3 齒裂；管狀花多數，棕黃色，長約 5mm，先端 5 齒裂；子房頂端有 1 輪白色冠毛。體輕，而散碎。氣微，味苦。

藥材組織

本品表面：苞片非腺毛 1～8 個細胞，多細胞者基部膨大，頂端細胞特長；內層苞片另有 2～3 個細胞並生的非腺毛。冠毛為多列性非腺毛，邊緣細胞稍向外凸出。子房表皮細胞含草酸鈣柱晶，長約至 48μm，直徑 2～5μm；子房非腺毛 2 層，1 層為單細胞，另層通常兩細胞，長 90～220μm。苞片、花冠腺毛棒槌，頭部多細胞，多排成 2 層，圍有角質囊，柄多細胞，2 層。花粉粒類球形，直徑 22～33μm，外壁有刺，長約 3μm，具 3 個萌發孔。

性味與歸經

苦、辛、鹹，微溫。歸肺、胃、大腸經。

功效

祛痰藥（溫化寒痰）。用量 3 ～ 10g，入湯劑包煎。

祛痰、寬胸、消炎、健胃等。消炎行水、降氣止嘔。淤涎壅肺、痰飲蓄積、慢性氣管炎。

炮製目的

降苦辛味。止逆、止嘔，增強效果。

炮製技術

● 旋覆花：除去生藥雜質，篩去砂土再予陰乾即可。

● 炒旋覆花：將旋覆花投予熱鍋，用微火炒至具有焦斑點即可。

● 蜜旋覆花：旋覆花 600g，蜂蜜 120g（5：1）。先將蜜熔化少許加入並予攪拌，再將旋覆花炒至深黃色且不沾手程度即可。

炮製前後臨床上功效及適應症的不同

● 旋覆花生品苦辛之味較強，降氣化痰止嘔力強，止咳作用較弱；治痰飲內停的胸膈滿悶及胃氣上逆的嘔吐、喘息、肢腫。

● 蜜炙後苦辛味降，逆止嘔作用弱於生品，其性偏潤、作用偏重於肺，長於潤肺止咳、降氣平喘。

炮製前後主要成分含量差異性

◉成分：britanin, inulicin, quercetin, isoquercetin, caffeic acid, chlorogenic acid, taraxasterol, inulin, inusterol A, B, C。

◉caffeic acid 有 vitamin B_1 的作用。chlorogenic acid 能增強腎上腺素的作用。

◉本品之稀乙醇抽提物應在 8.0% 以上，水抽提物應在 8.0% 以上。

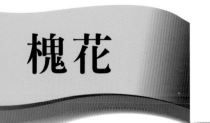

槐花

Sophorae Immaturus Flos

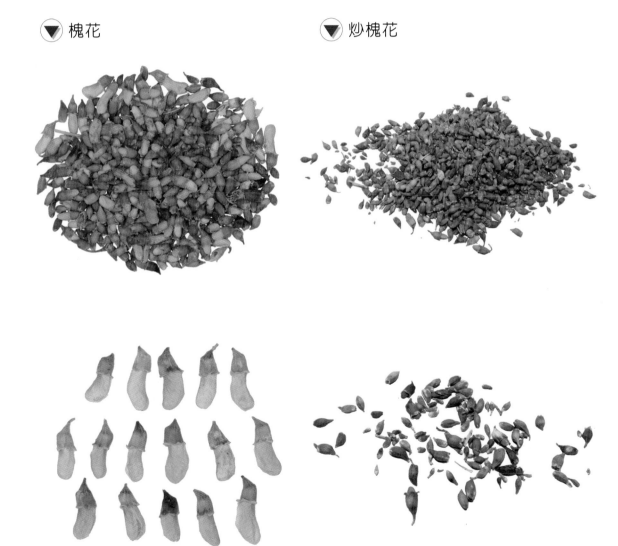

▼ 槐花　　　　　　　　　▼ 炒槐花

藥材基原

本品為豆科（Leguminosae）植物槐 *Sophora japonica* L. 之乾燥花及花蕾，前者習稱「槐花」，後者習稱「米」。

藥材性狀

槐花：本品外型皺縮而捲曲，花瓣多散落，完整者花萼鐘狀，黃綠色，直徑約 1.5cm，先端 5 淺裂；花瓣 5 片，黃色或黃白色，1 片較大，近圓形，先端微凹，其餘 4 片長圓形。雄蕊 10 個，其中 9 個基部連合，花絲細長，雌蕊圓柱形，彎曲。體輕，氣微，味微苦。

槐米：本品略呈卵形或長卵形，長 2 ～ 8mm，直徑 2 ～ 3mm。花萼約占全長 2/3，少數為 1/2，萼筒黃綠色或灰棕色，有縱脈紋，先端 5 淺裂，基部稍尖，有時連有短柄；未開放花冠扁圓形，外露 2 ～ 4mm，黃白色或棕黃色，內有雄蕊 10 枚及雌蕊 1 枚。氣微，味微苦。

藥材組織

本品橫切面，呈圓形或卵形。花冠表皮細胞呈多角形或不規則形，有細密彎曲的角質狀紋理，邊緣呈為波狀。萼片可見非腺毛及氣孔，草酸鈣方晶眾多成片存於萼片薄壁細胞裡，花粉粒成類球形，外壁稍厚，表面光滑。

性味與歸經

苦，微寒。歸肝、大腸經。

功效

理血藥（止血）。用量 5 ～ 15g。

止血、消炎、降壓、收斂、清涼、抗潰瘍等。

炮製目的

炒製增加止血功能。

炮製技術

● 槐花炒黃：將槐花用微火炒至微黃色或黃色即可。

● 槐花炒焦：將槐花用微火炒至微焦程度即可。

● 槐花炭：將槐花投入鐵鍋中，用微火炒至黑色，噴灑少許水取出。

● 蜜槐花：塊花 600g，蜜 120g（5：1）。將蜂蜜熔化沸騰予以過濾後，添加塊花炒至微黃後加予噴水，續炒至水乾即可。

● 醋槐花：槐花 600g，醋 80g。槐花加醋攪拌後，用微火炒至乾燥即可。

● 鹽槐花：將塊花投入鐵鍋中，用微火炒黑噴予鹽水再予炒乾即可。

炮製前後臨床上功效及適應症的不同

● 槐花生用：平肝明目，清熱涼血。

● 槐花炒黃：涼血。

● 槐花炒焦：增加止血功能。

● 槐花製炭：用於止血。

● 槐花蜜炙：潤肺。

● 槐花係 rutin 之製造原料，rutin 係血管補強劑，可作為毛細管性止血藥，用於高血壓、腦溢血，可預防血壓異常及出血症的治療。臨床上有用於缺鐵性貧血、傷寒合併腸出血。

炮製前後主要成分含量差異性

● 成分含有芸香苷（rutin），flavonol glycoside, triterpenoid。

● 槐花的有效成分為 rutin，在一定溫度和溼度條件下，可被 rhamnase（鼠李糖分解酶）水解為 quercetin（槲皮素）、rhamnose（鼠李糖）、glucose（葡萄糖）。

● 槐花製炭後，鞣質的含量比生品相對的增加了 4 倍，quercetin 亦增加，因鞣質含量增加，故有增加止血功能。

● 本品之稀乙醇抽提物不得少於 43.0％，水抽提物不的少於 24.0％，所含芸香苷（rutin）不得少於 6.0％。

V

皮類 ・ 藤木類
Cortex・Caulis et Lignum

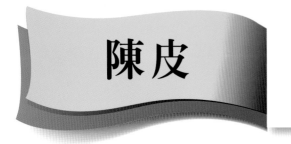

陳皮

Citri Reticulatae Pericarpium

 陳皮

 廣陳皮

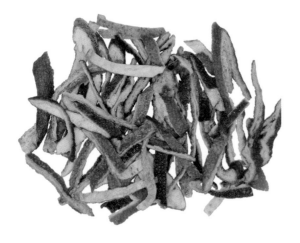

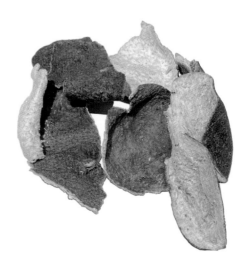

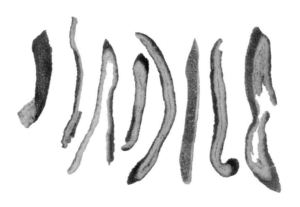

藥材基原

本品為芸香科（Rutaceae）植物橘 *Citrus reticulata* Blanco 及其栽培品種之乾燥成熟果皮。中藥材分為「廣陳皮」和「陳皮」。

藥材性狀

廣陳皮：大多剖成 3 裂片，厚 1 ～ 2mm，長反捲；外表面黃橙色或紅橙色，皺縮，有多數而凹下或凸起的油點（油室）；內表面淡黃白色，海綿狀。質輕，捏之有彈性。有濃厚香氣。味微苦、辛。

陳皮：常剝成數瓣，有的破碎成不規則碎片，厚 0.5 ～ 1.5mm；外表面橙紅色或棕褐色，久貯後顏色加深，油點細小；內表面淡黃白色。質較脆，易折斷。香氣較弱，味苦、辛。

藥材組織

(1) 廣陳皮

外層果皮橫切面：外果皮表皮為 1 層細小的類方形細胞，外被角質層，有氣孔；其下數層薄壁組織散布 1 ～ 2 層油室，油室圓形或橢圓形，徑向 300 ～ 1010μm，切向 450 ～ 1,270μm。中果皮細胞形狀不規則，壁不均勻增厚，細胞間隙大；維管束外韌型，縱橫散布。薄壁細胞含草酸鈣方晶，以近表皮的數列細胞為多；有的細胞含橙皮苷結晶。

(2) 陳皮

草酸鈣方晶較多，方菱形、多面形或類雙錐形，長約至 37μm，少數平行雙晶，由兩個多面體構成，長約至 43μm。

性味與歸經

苦、辛，溫。歸肺、脾經。

功效

理氣藥。用量 3 ～ 11.5g。

理氣、調中、燥溼、化痰。治胸腹脹滿、嘔吐呃逆、咳嗽痰多。

炮製目的

改變其燥烈之藥性。各種輔料炒製皆有增加治療的功能。

炮製技術

● **製陳皮**：陳皮 60kg，醋 1.8kg，酒 3kg，鹽 3kg。將醋、酒、鹽水等加於陳皮中予以攪拌後，悶潤半日待液汁全被吸進，再用強火蒸透晒乾即可。

● **陳皮炭**：將陳皮用強火炒至焦黑即可。

● **炒陳皮**：取淨生陳皮片，用麩皮拌炒製黃色，篩去麩皮即得。

● **焦陳皮**：將陳皮片用微火炒焦有斑點即可。

炮製前後臨床上功效及適應症的不同

● 生品善於燥溼化痰（陳皮去橘白）。

● 炒後可除去燥烈之性，理氣力強，多用於脾胃氣滯、胸腹脹滿或嘔吐。

● 製炭健脾和胃，治脾胃不和、脾胃虛弱（陳皮留橘白），入滋補亦是留白。

◉消積定痛醋炒。

◉治下焦鹽水炒。

◉治痰積薑汁炒。

炮製前後主要成分含量差異性

◉成分：精油（limone, α-, ß-pinene）, flavonoid（hesperidin）。

◉陳皮主要成分爲揮發油及 hesperidin（橙皮苷），炮製使所含有的揮發油顯著減少，部分 hesperidin 遭破壞，理氣燥溼化痰的作用顯著降低。

◉本品之稀乙醇抽提物應在 22.0％以上，水抽提物應在 24.0％以上，所含橙皮苷（hesperidin）應在 2.0％以上。

肉桂

Cinnamomi Cortex

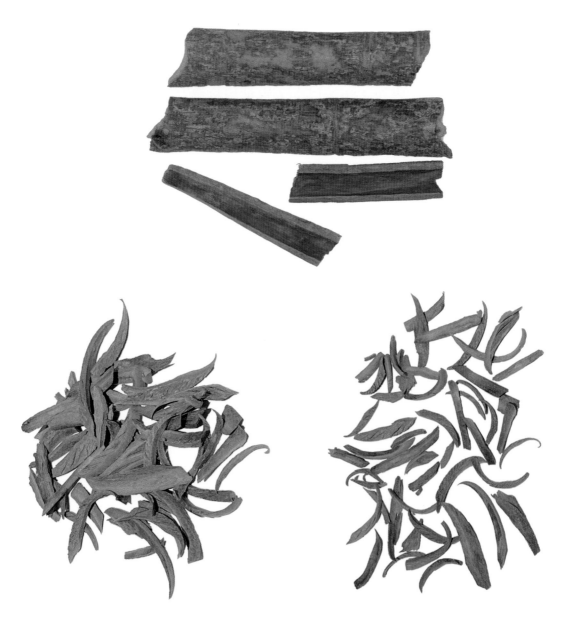

藥材基原

本品為樟科（Lauraceae）植物肉桂 *Cinnamomum cassia* Blume 之乾燥樹皮。

藥材性狀

本品為圓筒形或半圓筒形之捲曲皮片，厚 1 ～ 3mm。外面現灰棕色或棕色，往往附有少量之栓皮，內面現棕色或淡紅棕色。折斷面呈均平之顆粒性。具強烈之芳香，味香辛而略澀。

藥材組織

外層栓皮之木栓細胞其細胞壁增厚並略呈木化，皮層薄壁組織中含有澱粉粒並散列有石細胞、黏液細胞及油細胞等。另有連續呈環形之石細胞層，石細胞層中並有胞壁增厚微呈木化之內鞘纖維群。廣闊之韌皮部中有放射形之髓腺，髓腺之幅為 1 ～ 3 列細胞，內含澱粉粒或細小之草酸鈣針晶。韌皮部主要由薄壁細胞組成，期間散布細小之篩管群，單獨存在或聚集成群之韌皮纖維及多數黏液質細胞及油細胞等。薄壁細胞內通常含有澱粉粒或細小之草酸鈣針晶，尤以韌皮部髓腺細胞內含針晶較多，在薄壁細胞、石細胞及纖維等胞腔內充滿一種非晶性之紅棕色物質，其大部分不溶於一般溶劑中。

性味與歸經

辛、甘，大熱。歸腎、脾、心、肝經。

功效

溫裡藥、矯味藥、驅風藥、芳香健胃藥。用量 1 ～ 5g。

補腎、陽痿、宮冷、發汗、鎮咳、平喘、健胃、經閉、止痛、袪寒、活血。

炮製目的

一般陰乾防止揮發走油，刮去粗皮其毒在皮。增強功效。

炮製技術

● 原藥材除去雜質，刮去外表粗皮（其毒在皮）。

● 肉桂含揮發油質的特性，軟化時宜採用傳統的噴淋悶潤法，乾燥時可用陰乾法。

● 一般陰乾生用，防止揮發走油，打碎、碾碎入藥為妥。

炮製前後臨床上功效及適應症的不同

● 用於命門火衰、體質衰弱、腎陽不足滑精早洩、腰膝冷痛。

● 促進血液循環旺盛，溫經散寒通血脈，可增加方劑中其他藥的效力。

● 脾胃虛寒腹痛，食慾不振，脹滿吐瀉，寒疝疼痛。

炮製前後主要成分含量差異性

- 成分：精油 1 ～ 3%（cinnamicaldehyde 75 ～ 90% 及 eugenol）、黏液、蔗糖、橡膠質、單寧酸（tannin）等。
- 本品所含揮發油應在 1.0%（v/w）以上，所含桂皮醛（trans-cinnamaldehyde）不得少於 2.0%。

牡丹皮

Moutan Cortex

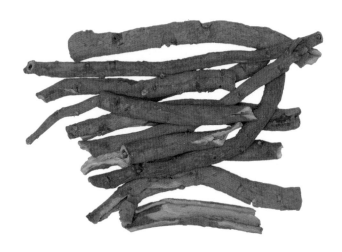

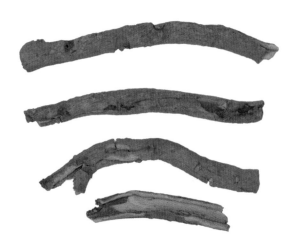

藥材基原

本品為毛茛科（Ranunculaceae）植物牡丹 *Paeonia suffruticosa* Andr. 之乾燥根皮。

藥材性狀

本品呈筒狀或半圓筒狀塊片，有縱剖開的裂縫，向內捲曲或略外翻，長短不一，通常長 5 ～ 25cm，筒徑 0.5 ～ 1.4cm，皮厚 2 ～ 4mm。外表面灰褐色或黃褐色；刮根皮外表面淡灰黃色、粉紅色或淡紅棕色，有多數橫長略凹陷的皮孔痕及細根痕。內表面淡灰黃色或棕色，有明顯縱細的紋理及白色針狀、片狀或柱狀牡丹酚結晶。質硬脆，折斷面較平坦，粉性，灰白至粉紅色。有特殊香氣，味苦而澀，有麻舌感。

藥材組織

本品橫切面：木栓層由多層細胞組成，壁淺紅色。皮層菲薄，為數列切向延長的薄壁細胞。韌皮部占極大部分。髓線寬，1 ～ 3 列細胞。韌皮部、皮層薄壁細胞以及細胞間隙中含草酸鈣簇晶，薄壁細胞中並含澱粉粒。

性味與歸經

苦、辛，微寒。歸心、肝、腎經。

功效

清熱藥。用量 6 ～ 12g。

清熱涼血，活血散瘀。

炮製目的

改變藥性。增加止血功能，尤其是炒用。

炮製技術

●揀去雜質，除去殘留木心，清水洗淨，撈出潤透，切成 3mm 厚頂頭片，陰乾。
●炒牡丹：將牡丹片部段翻炒至有黃色焦班，取出放涼。
●牡丹炭：將牡丹片以大火炒至焦黑色，存性爲度，噴淋清水，取出放涼。
●軟化切片時宜採用浸潤方法，防止有效成分溶解於水。乾燥時應放在陰涼、
　通風地方陰乾，防止香氣泛散影響療效。

炮製前後臨床上功效及適應症的不同

●丹皮生品善於清熱涼血，活血散瘀。
●丹皮酚（paeonol）具有很好的抗塵蟎的效果。
●丹皮炭涼血止痛，用於吐血、衄血。
●丹皮酒拌蒸爲產科要藥，治骨蒸。

炮製前後主要成分含量差異性

● 牡丹根皮主要含有酚類及酚苷類化合物【丹皮酚（paeonol）、丹皮酚（paeonoside）、丹酚原苷（paeonilide）、丹皮酚新苷（apiopaeonoside）、芍藥苷（paeoniflorin）】，丹皮酚（paeonol）為牡丹皮最主要的活性成分。

● 牡丹皮經炒炭後產生化學變化，增加的成分有沒食子酸、5-羥甲基糠醛而黃酮類成分槲皮素、山奈酚、異鼠李素等成分明顯下降。分析沒食子酸隨時間增加的原因，牡丹皮中含有大量的沒食子醯類化學成分，到溫度在一定範圍內升高，醯鍵斷裂，沒食子酸以游離的形式存在，其含量即隨之升高。

● 本品之稀乙醇抽提物應在 23.0％以上，水抽提物應在 20.0％以上，所含牡丹酚（paeonol）應在 1.0％以上，芍藥苷（paeoniflorin）應在 0.5％以上。

杜仲

Eucommiae Cortex

▼ 生杜仲

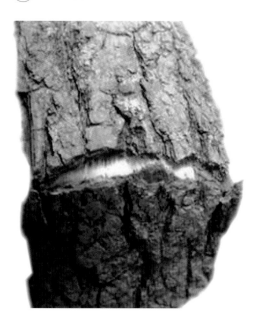

▼ 炒杜仲

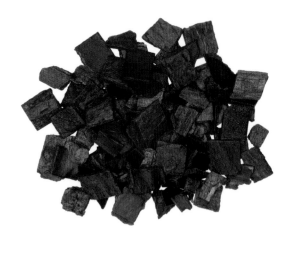

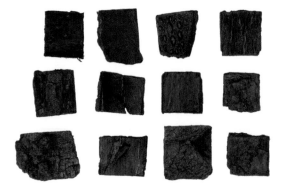

藥材基原

本品為杜仲科（Eucommiaceae）植物杜仲 *Eucommia ulmoides* Oliv. 之乾燥樹皮。

藥材性狀

本品呈扁平的板片狀或兩邊稍向內捲的塊片，厚 2 ～ 7mm。外表面淡灰棕色或灰褐色，未刮淨粗皮者可見縱溝或裂紋，具斜方形皮孔，有的可見地衣斑，刮去粗皮者淡棕色而平滑；內表面紅紫色或紫褐色，光滑。質脆，易折斷，斷面有細密銀白色富彈性的膠絲相連，一般可拉至 1cm 以上才斷。氣微，味稍苦，嚼之有膠狀感。

藥材組織

本品橫切面：栓皮層殘存，內側有數個木栓組織層帶，每層為排列整齊、內壁特別增厚且木化的木栓細胞。兩層帶間為脫落的皮層組織，細胞壁木化。韌皮部有 5 ～ 7 條石細胞環帶，每環有 3 ～ 5 層石細胞並伴有少數纖維。髓線 2 ～ 3 列細胞，近栓內層時向一方偏斜。白色膠絲團隨處可見，以韌皮部為多，此膠絲存在於乳汁細胞內。

性味與歸經

甘，溫。歸肝、腎經。

功效

補益藥（補陽）。用量 6 ～ 15g。

降壓、止痛、安胎、強壯、補肝腎、強筋骨、抑制破骨細胞增生。

炮製目的

有效成分易於煎出，增強作用。

炮製技術

● 杜仲炒炭：將砂炒熱再放入杜仲塊，用大火 200℃炒約 10 分鐘，等杜仲折斷無白絲即可篩除砂粒，後續炒至杜仲變成黑褐色即可。

● 杜仲煅炭：將杜仲放於鍋內密合蓋妥，用大火悶燒至滴水即乾即可。

● 鹽製杜仲：取杜仲塊或絲 100kg，用鹽水（食鹽 2kg）拌勻或噴灑均勻，燜透，置鍋內用文火炒至斷絲，表面焦黑色時取出放涼。

● 鹽水炒：取杜仲 30kg、鹽 0.75kg，杜仲片加鹽水予以攪拌，用小火炒至焦黃噴水及晒乾。

● 鹽粒炒：取杜仲 300g、鹽 7.5kg，水及砂適量，先將砂炒熱再放入杜仲塊炒至黃褐色放冷，篩去砂粒晒乾即可。

● 杜仲最佳的炮製方法，是取切製成 3 ～ 4mm 寬淨杜仲絲，在砂溫達到 130 ～ 140℃時，採用砂埋燙法，炒製 3 ～ 5 分鐘，取出噴水晾乾。

炮製前後臨床上功效及適應症的不同

● 生杜仲：性溫偏燥，能溫補肝腎、強筋骨。經炒斷絲後，由於大量膠質被破壞，有效成分容易煎出使降壓作用高出 1 倍。益肝舒筋，治頭目眩暈、陰下溼癢。

● 對中樞鎮靜作用、調節免疫功能、調節腎上腺素皮質系統功能、抗腫瘤作用、抗炎作用、降壓作用（主要成分 pinoresinol digucoside）、抑制子宮作用、強壯作用。

● 鹽水炒製：引藥下行增強補肝腎，壯腰膝、腎虛陽痿、強筋骨、安胎的作用。

● 治瀉痢酥炙、除寒溼酒炙、潤肝腎蜜炙、補腰腎鹽水炒、治酸疼薑汁炒。

炮製前後主要成分含量差異性

● 成分：比較生杜仲與烘製品中的松脂醇二葡萄糖苷（pinoresinol digucoside），有炮製的杜仲含量高；樹皮含杜仲膠 6 ～ 10％，根皮約含 10 ～ 12％，樹葉含杜仲膠 2 ～ 4％，在炮製的過程中由於大量膠質被炒製而破壞，致成分容易被煎出使降壓作用增加 1 倍。

● 文獻載明不同炮製品的杜仲作水萃物總含量的比較，以鹽水炙炒方法最高含 18.5％，鹽炙砂炒方法次之 16.8％，生品杜仲浸出物含量最低 10.4％。

● 本品之稀乙醇抽提物應在 7.0％以上，水抽提物應在 5.0％以上，所含松酯醇二葡萄糖苷（pinoresinol diglucoside）不得少於 0.10％。

厚朴

Magnoliae Officinalis Cortex

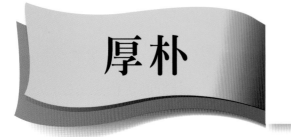

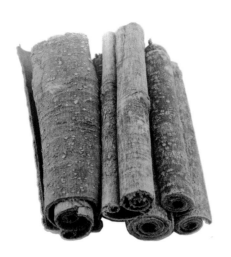

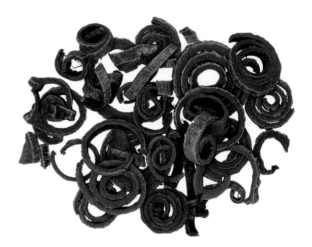

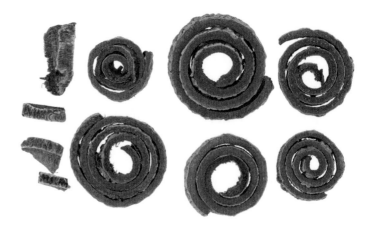

藥材基原

本品為木蘭科（Magnoliaceae）植物厚朴 *Magnolia officinalis* Rehd. et Wils. 或凹葉厚朴 *Magnolia officinalis* Rehd. et Wils. var. *biloba* Rehd. et Wils. 之乾燥幹皮、根皮及枝皮。

藥材性狀

幹皮呈捲筒狀、雙捲筒狀或板片狀，長 30～35cm，厚約 2～7mm，習稱「筒朴」；近根部的捲筒一端展開如喇叭口，長 13～25cm，厚 3～8mm，習稱「靴筒朴」。外表面灰棕色或灰褐色，表面粗糙，栓皮有時呈鱗片狀易剝落，有明顯的橢圓形皮孔和縱皺紋。刮去粗皮者，表面較平坦，顯黃棕色。內表面較平滑，紫棕色或深紫褐色具細密縱紋，用指甲刻畫之顯油痕。質堅硬，不易折斷，斷面外部灰棕色，顆粒性；內部紫褐色或棕色，富油性，有時可見多數發亮的細小結晶（厚朴酚結晶）。氣香、味苦帶辛辣感。根皮（根朴）呈單筒狀或不規則塊片，有的劈破，有的彎曲似「雞腸」，習稱「雞腸朴」，長 18～32cm，厚 1～3mm，表面灰棕色，有橫紋及縱皺紋，劈破處纖維狀。質硬，較易折斷。嚼之殘渣較多。餘同幹皮。枝皮（枝朴）皮薄呈單筒狀，長 10～20cm，厚 1～2mm，表面灰棕色，具皺紋。質脆，易折斷，斷面纖維性。嚼後殘渣亦較多。餘同幹皮。

藥材組織

幹皮橫切面：木栓層由多層細胞組成。木栓形成層中含黃棕色物質；栓內層為石細胞環層。皮層較寬厚，散有多數石細胞群，石細胞多呈分枝狀，纖維

束稀有存在；靠內層有切向延長的橢圓形油細胞散在，壁稍厚。幹皮的皮層中有新的木栓層形成。韌皮部占極大部分，髓線寬，1～3列細胞，向外漸寬，韌皮纖維束眾多，壁極厚，油細胞頗多，單個散在或2～5個相連。薄壁細胞中含有黃棕色物質或充滿澱粉粒，蒸過的澱粉粒大多已糊化，另含少數草酸鈣方晶。

性味與歸經

苦、甘，溫。歸脾、胃、肺、大腸經。

功效

理氣藥。用量3～11.5g。

行氣、燥溼、健胃、幫助消化、平喘、祛痰、鎮吐、制菌、利尿、胃炎、腸炎。

炮製目的

消除對咽喉的刺激性。

炮製技術

● 薑製：薑製厚朴取厚朴絲100kg，加薑汁（生薑10kg或乾薑3kg）拌勻，置鍋內用文火炒至薑汁吸盡，炒乾，取出，晾乾。

● 薑煮厚朴：取生薑10kg切片煎湯，加淨厚朴100kg，與薑湯共煮透，待湯吸盡，取出，及時切片，晾乾即可。

- 薑汁淋厚朴：取淨鮮薑片 10kg 加適量水，熬汁，去渣，取薑汁噴淋厚朴絲（100kg 內），潤後，晾乾。
- 製厚朴：厚朴 1,000g，紫蘇 80g，生薑汁 160g，紫蘇加水 2,000cc，煎濃至剩下 1,000cc，再投入厚朴混攪，待其被吸收再加入生薑汁，觀其被吸盡後用小火炒製為焦黃色為好。

炮製前後臨床上功效及適應症的不同

- 生用：降逆平喘、治咳逆氣喘。
- 薑炙：薑炙後可消除對咽喉刺激的副作用、脘腹脹滿或嘔吐瀉痢、積滯便秘、痰飲喘、梅核氣。
- 薑製：減少辛辣味，增強溫中散寒、燥溼散滿，治脘腹脹滿。
- 藥炙：（和紫蘇、生薑汁等）除去苦味，減少刺激性。

炮製前後主要成分含量差異性

- 成分：magnocurarine, magnolol, honokiol，精油約 1％，magnolol 的含量多比生品為低。
- 實驗證明三種薑炮製方法含 honokiol 的高低為生品＞薑汁炒品＞薑汁煮品。
- 本品之稀乙醇抽提物應在 4.5％以上，水抽提物應在 4.0％以上，所含厚朴酚（magnolol）應在 0.80％以上。

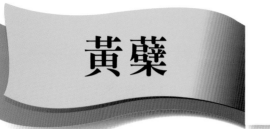

黃蘗

Phellodendri Cortex

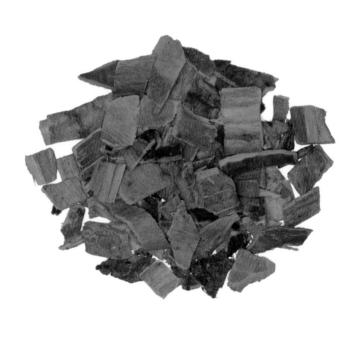

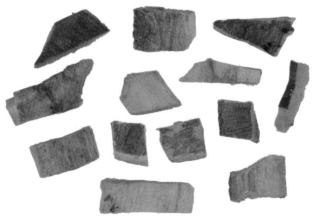

藥材基原

本品為芸香科（Rutaceae）植物黃皮樹 *Phellodendron chinense* Schneid. 或黃蘗 *Phellodendron amurense* Rupr. 之乾燥樹皮。前者習稱「川黃蘗」，後者習稱「關黃蘗」。剝取樹皮後，除去粗皮予以晒乾。

藥材性狀

川黃蘗：呈板片狀或淺糟狀，長寬不等，厚 3 ～ 7mm。外表面黃棕色或黃褐色，較平坦，皮孔橫生，嫩皮較明顯，有不規則的縱向淺裂紋，偶有殘存的灰褐色粗皮。內表面暗黃色或棕黃色，具細密的縱稜紋。體輕，質較硬，斷面深黃色，裂片狀分層，纖維性，氣微，味苦，具黏液性，可使唾液染成黃色。

關黃蘗：通常較川黃蘗薄，厚約 2 ～ 4mm。外表面深黃棕色，具不規則的縱裂紋，時有暗灰色的栓皮殘留，栓皮厚，有彈性，皮孔小而少見，內表面黃綠色或黃棕色。體輕，質硬，斷面鮮黃色或黃綠色。

藥材組織

川黃蘗莖皮橫切面，未去淨外皮者，木栓層由多層長方形細胞組成，內含棕色物質。栓內層細胞中含草酸鈣方晶。皮層比較狹窄，散有纖維群及石細胞群，石細胞大多分枝狀，壁極厚，層紋明顯。韌皮部占樹皮的極大部分，外側有少數石細胞，纖維束切向排列呈斷續的層帶（又稱硬韌部），纖維束周圍薄壁細胞中常含草酸鈣方晶。髓線寬 2 ～ 4 列細胞，常彎曲而細長。薄壁細胞中含有細小的澱粉粒和草酸鈣方晶，黏液細胞隨處可見。關黃蘗與川黃蘗相似，不同點是關黃蘗木栓細胞呈方形，皮層比較寬廣，石細胞較川黃蘗略少，韌皮部外側幾無石細胞。髓線較平直，硬韌部不甚發達。

性味與歸經

苦，寒。歸腎、膀胱經。

功效

清熱藥（清熱燥濕）。用量 3 ～ 12g。

黃檗生品苦寒，性寒而沉，瀉火解毒和燥濕作用較強，多用於濕熱痢疾、黃疸、熱淋、足膝腫痛、瘡瘍腫毒、濕疹。

炮製目的

減其寒性。酒製引藥上升。

炮製技術

● **鹽製**：取黃檗絲 50kg，用鹽水（食鹽 1kg）拌勻或噴灑均勻，燜透，置鍋內文火炒乾，取出放涼。

● **製炭（黃檗炭）**：取黃檗絲，置鍋內用武火炒至表面焦黑色時，噴淋水少許，取出晾乾。

● **酒製（酒黃檗）**：取黃檗絲 50kg，噴淋黃酒 5kg（5：1），拌勻置鍋內微火炒，取出晾乾。

炮製前後臨床上功效及適應症的不同

● 黃蘗為清熱燥溼之藥，用於清熱燥溼、瀉火解毒。

● 生用：降實火，熟用則不傷胃。

● 薑製：治溼熱。

● 鹽製：治下，可緩和生品枯燥之性，增強滋陰降火、退虛熱的作用。

● 炒炭：炒黑能止崩帶，使黃蘗具收斂止血之效。

● 酒製：治上，可降低苦寒之性，免傷脾胃，並借酒力引藥上升，清上焦之熱，用於目赤耳鳴。

炮製前後主要成分含量差異性

● 成分：苦味質（obakunone, obakulactone）、alkaloid（主成分 berberine，其他 palmatine, magnoflorine, phellodendrine）。

● 炮製的溫度會直接影響小蘗鹼的含量，鹽製小蘗鹼增加率為 22％以上，原因係小蘗鹼與鹽酸結合成鹽，易溶於水及醇。酒炙黃蘗小蘗鹼增加率為 20％以上，原因係酒為良好的有機溶媒，便於小蘗鹼的釋出。

● 本品之稀乙醇抽提物應在 14.0％以上，水抽提物應在 6.0％以上，所含小蘗鹼（berberine）應在 1.2％以上。

枳實

Aurantii Immaturus Fructus

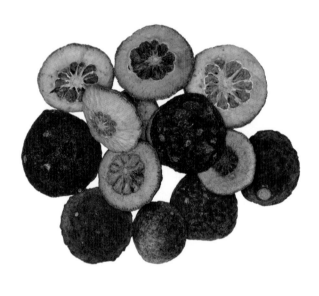

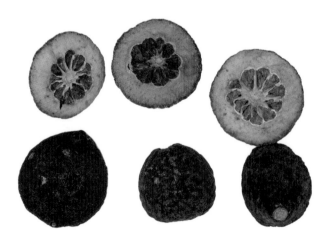

藥材基原

本品為芸香科（Rutaceae）植物酸橙 *Citrus aurantium* L. 及其栽培變種或甜橙 *Cirtus sinensis* Osbeck 之乾燥幼果。

藥材性狀

本品呈半球形，少數為球形，直徑 0.5 ～ 2.5cm。外果皮黑綠色或暗棕綠色，具顆粒狀凸起和皺紋，有明顯的花柱殘跡或果梗痕。切面中果皮略隆起，黃白色或黃褐色，厚 0.3 ～ 1.2cm，邊緣有 1 ～ 2 層油室，瓤囊棕褐色。質堅硬。氣清香，味苦、微酸。

藥材組織

枳實為果實部分，果皮之表皮，有絨毛細胞散布，長 100 ～ 200μm，而表皮由單層細小的細胞構成，直徑 10 ～ 15μm，其內側為果皮之薄壁組織，細胞呈不規則六邊形緊密排列，細胞大小由外至內逐漸增大。外層為 20 ～ 30μm，至內層則增至 150μm，果皮內有孔溝形成，其間並散布成束的厚角細胞，一般以 3 ～ 5 個相連為一群落。細胞內有油脂狀物堆積。

性味與歸經

苦、辛、酸，微寒。歸脾、胃經。

功效

理氣藥。用量 3 ～ 10g。

用於破氣、消積、化痰散痞、瀉下、健胃、利尿。

炮製目的

炒製緩和其峻烈之性。

炮製技術

● **麩皮製**：取麩皮 10kg，撒入熱鍋內，加熱至冒煙時，加入枳實片 100kg，迅速翻動，炒至表面色變深時，取出篩去麩皮，放涼。

● **炒製**：取枳實片置鍋中，用小火炒至淡黃色為度，取出放涼。

炮製前後臨床上功效及適應症的不同

● **生枳實**：破氣化痰為主，但破氣作用強烈，有損傷正氣之虞，用於痰滯氣阻胸痹、痰飲咳喘、眩暈。

● **麩皮製**：緩和其峻烈之性，可避免傷正氣。用於食積胃腸痞滿、積滯便秘、溼熱瀉痢。

● **炒製**：改變其苦寒性，使其作用較為緩和。炒焦止血寬中。

炮製前後主要成分含量差異性

● 含柚皮苷（naringin）、精油（主要成分 d-limonene）, coumarin, flavohoid（naringin, hesperidin）, synephrine 等。

● 本品之稀乙醇抽提物應在 12.0％以上，水抽提物應在 20.0％以上，所含辛弗林（synephrine）不得少於 0.30％。

VI

樹脂類・菌類
Resina et Fungus

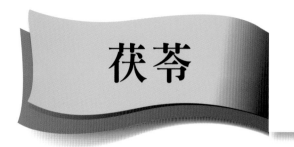

茯苓

Poria

▼ 茯神

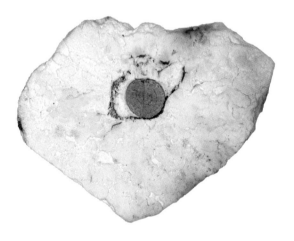

▼ 茯苓皮

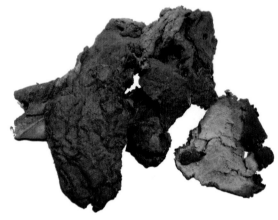

▼ 赤茯苓

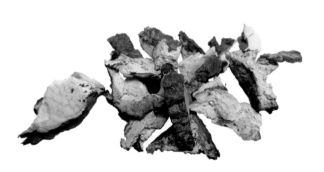

▼ 茯苓

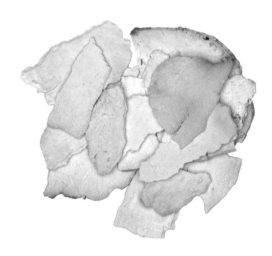

藥材基原

本品為多孔菌科（Polyporaceae）真菌茯苓 *Poria cocos* (Schw.) Wolf 之乾燥菌核。

藥材性狀

本品（個苓）呈類球形、橢圓形、扁圓形或不規則團塊，大小不一，小者如拳，大者直徑至 30cm 或更大，可達數十斤。外皮薄，棕褐色或黑棕色，粗糙，具皺紋及縊縮，有時部分剝落。質堅實，破碎面顆粒性，近邊緣淡紅色，有細小蜂窩樣孔洞，內部白色，少數淡紅色，有的中間抱有樹根。氣微，味淡，嚼之黏牙。茯苓皮呈不規則片狀，外面棕褐色至黑棕色，內面白色或淡棕色，質較軟，略具彈性。茯苓塊、茯苓片多呈方形或長方形塊片，長 3 ～ 4cm，厚約7mm，白色、淡紅色或淡棕色，平滑細膩，較易破碎。

性味與歸經

甘、淡、平。歸心、肺、脾、腎經。

功效

祛溼藥（利水滲溼）。用量 9 ～ 30g。

利水消腫，滲溼、健脾、寧心、心悸亢進，胃腸機能衰弱，小便不利。

炮製目的

生用和胃、去皮補陰。

炮製技術

● 蒸茯苓：除去茯苓皮用米湯浸泡一夜後加以蒸製，趁熱切片 3mm，再予晒乾即可。

● 明礬茯苓：米湯蒸茯苓 30kg，明礬 75g，熱米湯適量。先除去茯苓皮，再浸泡於明礬米湯溶液 6 ～ 8 小時後用水洗淨，讓其悶潤 1 ～ 2 天，加熱 1 小時趁熱切片 3mm，再予晒乾即可。

炮製前後臨床上功效及適應症的不同

● 白茯苓：為治小便不利、水腫脹滿、泄瀉、淋濁等。

● 赤茯苓：有利水泄溼熱效能。

● 茯神：鎮靜，安神，被用於神經異常興奮、煩躁不眠。

● 生用：滲溼利水，益脾和胃。

● 製用：寧心安神。

炮製前後主要成分含量差異性

● 成分：pachyman, ergosterol, pachymic acid, eburicoic acid, tumulosic acid。

● 本品之稀乙醇抽提物應在 1.0％以上，水抽提物應在 1.0％以上，所含茯苓酸（pachymic acid）不得少於 0.04％。

沒藥

Myrrha

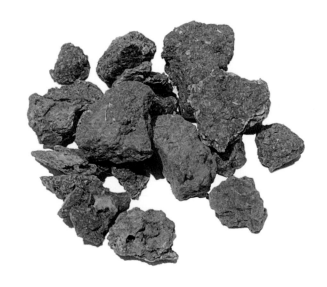

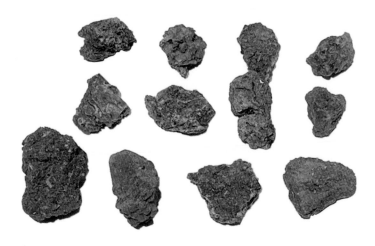

藥材基原

本品爲橄欖科（Burseraceae）植物沒藥樹 *Commiphora myrrha* Engler 或同屬他種植物樹幹皮部滲出之油膠樹脂。

藥材性狀

本品爲無組織中藥材，呈不規則顆粒狀或黏結成團塊，大小不一，一般直徑約 2.5cm，有的可達 10cm。表面紅棕色或黃棕色，凹凸不平，被有粉塵。質堅脆，破碎面呈顆粒狀，帶棕色油樣光澤，並常伴有白色斑點或紋理；薄片半透明或近透明。氣香而特異，味苦而微辛。

性味與歸經

辛、苦，平。歸心、肝、脾經。

功效

理血藥（活血祛瘀）。用量 3 ～ 5g。

活血止痛，消腫生肌，風溼痺痛，關節腫痛，疔毒，膿腫。

炮製目的

緩和刺激性。

炮製技術

- 炒沒藥：炒黃沒藥用小火炒至沒藥呈蜂窩狀，加少許水再炒乾即可。
- 炒焦沒藥：將沒藥用小火炒成褐色，起鍋前再用大火炒 30 分鐘使其冒煙成膠。
- 醋製沒藥：沒藥 30kg，醋 3kg。將沒藥塊用小火加熱至熔化，噴勻醋炒至外層明亮為宜。
- 製沒藥：沒藥 30kg，香附末 18kg。先將香附末炒熱，再加沒藥炒至黑灰色，見冒出濃煙、開始發泡即可起鍋。

炮製前後臨床上功效及適應症的不同

- 生用：收斂，治跌打損傷、胃脘疼痛。
- 醋沒藥：活血化瘀止痛、治心腹諸痛、跌打傷痛、癰疽腫痛。
- 炒沒藥：緩和刺激性、治疗瘡。
- 沒藥水浸劑有抗菌作用。

炮製前後主要成分含量差異性

- 成分：樹脂（α-, β-, γ-commiphoric acid）、精油（eugenol, cinnamic aldehyde）、橡膠質。
- 本品之稀乙醇抽提物應在 10.0% 以上，水抽提物應在 21.0% 以上。

VII

動物類
Materia Medica Animalis

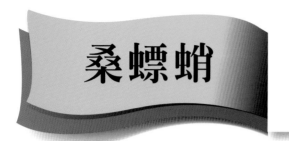

桑螵蛸

Mantidis Ootheca

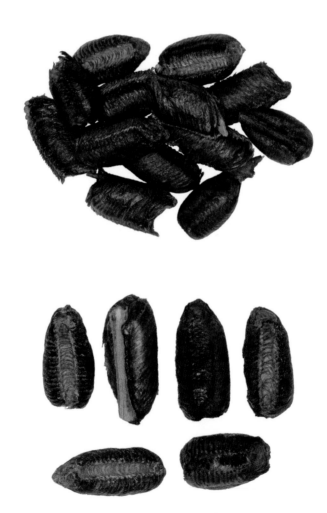

藥材基原

本品為螳螂科（Mantidae）昆蟲大刀螂 *Tenodera sinensis* Saussure、小刀螂 *Statilia maculata*（Thunberg）或巨斧螳螂 *Hierodula patellifera*（Serville）之乾燥卵鞘。

藥材性狀

團桑螵蛸（大刀螂）：為卵圓形，長條形，或類平行四邊形；表面棕黃色，背面有一帶狀隆起，腹面平坦或有凹溝；體輕泡，氣微腥，味淡。蒸後顏色較深。鹽製後表面呈焦黃色，略有焦斑，微鹹。

長桑螵蛸（小刀螂）：為長條形，長 2.5 ～ 5cm，寬 1 ～ 1.5cm，厚 1cm。表面灰黃色，背面有一帶狀隆起，腹面平坦或有凹溝；斷面由 13 ～ 14 個卵小室組成，呈放射狀排列，卵呈橢圓形，黃褐色，有光澤，氣微腥。

黑桑螵蛸（巨斧螳螂）：為平行四邊形，長 2 ～ 3.5cm，寬 1 ～ 1.5cm，厚 1 ～ 1.5cm。表面黑褐色，有斜向紋理上面帶狀隆起，尾端微翹。質堅韌，斷面由 14 ～ 20 個卵小室組成，呈放射狀排列，卵呈橢圓形，黃褐色，有光澤，氣微腥。

性味與歸經

甘、鹹，平。歸肝、腎、膀胱經。

功效

收澀藥。用量 3 ～ 11.5g。

遺精，遺尿，小便頻數，陰萎，小兒夜尿症。

炮製目的

炒製消除致瀉的作用，增強功效。

炮製技術

● 蒸製桑螵蛸：置蒸製容器內用大火蒸透約 1 小時，容器壁有水蒸汽凝結成的水珠滴下為度。取出，晒乾或烘乾用時剪碎。

● 鹽製桑螵蛸：取桑螵蛸，揀淨雜質，每 100kg 桑螵蛸，用食鹽 3kg，以適量開水溶化，趁熱和勻，浸透，蒸 2 小時，取出晒乾。

● 炒桑螵蛸：將桑螵蛸用小火炒透，表面呈黃褐色，並有斑點，即可減弱火力，以低溫焙 20 ～ 40 分鐘，至折斷面呈黃色易脆即可。

● 炒焦桑螵蛸：將桑螵蛸與麩皮用小火炒至表面呈焦黃色，並有焦點，即可。

● 酒桑螵蛸：取桑螵蛸 300g，酒 40cc，先將桑螵蛸熱蒸後，灑酒攪拌微悶後炒乾即可。

炮製前後臨床上功效及適應症的不同

● 生桑螵蛸：令人瀉吐（均不生用）。

● 炒桑螵蛸：麩皮炒至黃取出放涼。

● 蒸製：蒸透晒乾可消除副作用，同時可殺死蟲卵，有利於保持藥效。

● 鹽水炙：可增強益腎固精、縮尿止遺作用。

炮製前後主要成分含量差異性

● 成分：蛋白質、脂肪，glycoprotein, lipoprotein。蛋白質經加熱逐漸降低。

● 本品之稀乙醇抽提物不得少於 4.0%，水抽提物不得少於 4.0%。

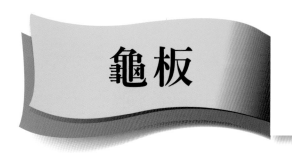

Testudinis Plastrum

 龜板

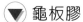 龜板膠

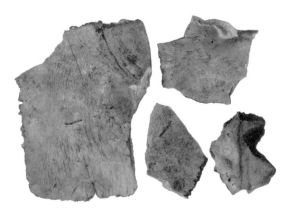

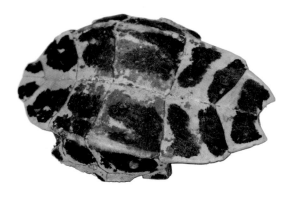

藥材基原

本品為龜科（Testudinidae）動物烏龜 *Chinemys reevesii* (Gray) 的腹甲。

藥材性狀

龜甲呈不規則碎塊，表面淡黃色或黃白色（背甲碎塊色深），有放射狀紋理；內表面黃白色。邊緣成鋸齒狀；質堅硬，可自骨板縫處斷裂；氣微腥，味微鹹；製龜甲表面黃色，質酥脆，略有醋氣。

性味與歸經

鹹、甘，微寒。歸心、肝、腎經。

功效

補陰之藥。用量 9 ～ 24g。

滋陰潛陽，益腎健骨、養血補心的功能，清涼，生津，強壯，解熱，止血，止咳。

炮製目的

調整偏性，利於煎出有效成分並能矯臭矯味。

炮製技術

● 淨製：取原藥材，用清水浸泡，不換水，使皮肉筋膜腐爛（去肉新鮮龜板夏季浸 24 天，冬季浸 40 天），與甲骨容易分離取出，用清水洗淨，日晒夜露至無臭味。

● 醋製龜板：取沙子置鍋內，用大火炒熱後，加入 50kg 淨龜板，不斷翻動，炒至質酥，表面呈淡黃色，取出，篩去沙子，趁熱投入醋液 10kg 中稍浸撈起，乾燥。

● 酒萃龜板：龜板 600g，酒 150cc，沙子適量。先將沙子炒熱加入淨龜板，炒至表面呈淡黃色後，篩去沙子，趁熱投入酒中萃隨即取出晒乾。

炮製前後臨床上功效及適應症的不同

● 醋製龜板：滋陰潛陽，補腎健骨、滋陰止血力強。常用於勞熱咯血、腳膝痿弱、潮熱盜汗、痔瘡腫痛。

● 烘製龜板：質地酥脆，易於粉碎，利於煎出有效成分，同時矯臭矯味，而且可調整藥物偏性。

● 龜板水萃：滋陰益精，補血止血。

● 龜板膠：滋養止血效果。

炮製前後主要成分含量差異性

● 成分：膠質、脂肪、鈣鹽、胺基酸。

鹿茸

Cornu Cervi Pantorichum

▼ 鹿茸片

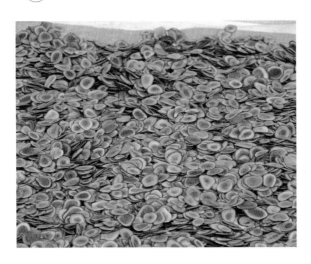

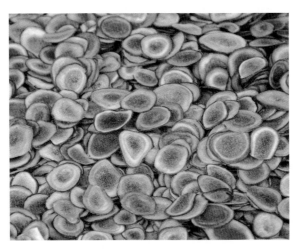

藥材基原

本品為鹿科（Cervidae）動物梅花鹿 *Cervus Nippon* Temminck 或馬鹿 *Cervus elaphus* Linnaeus 的雄鹿未骨化密生茸毛之嫩角。

藥材性狀

鹿茸角尖俗稱「血片」、「蠟片」，為圓形薄片，表面淺棕色或淺黃白色，半透明，微顯光澤，外皮無骨質，周邊粗糙，棕色火紅棕色，質堅韌，氣微腥，味微鹹，中上部切片，切面黃白色或粉白色。

藥材組織

上下表皮均被角質層及毛茸。上表皮由 3 ～ 5 列厚角細胞組成，類方形，具黏液細胞，圓形至橢圓形。下表皮常見氣孔及非腺毛，單細胞非腺毛，長 700 ～ 1700μm，寬 30 ～ 70μm，常彎曲，近主脈可見人字形彎曲。柵狀組織由 3 ～ 5 列長方形細胞組成，海綿組織排列疏鬆，由類方形或多形細胞組成，海綿組織排列疏鬆，由類方形或多形細胞組成，均含草酸鈣方晶、簇晶。主脈處為外韌型維管束，近環狀。中柱鞘由纖維細胞不連續環繞，壁木化，內含草酸鈣方晶。內皮層於中柱鞘外側，由 1 ～ 2 列薄壁細胞組成，可見類圓形的澱粉粒。皮層，由 8 ～ 10 列類圓形之厚角細胞及 7 ～ 9 列多角形之薄壁細胞組成。髓線明顯呈放射狀。

性味與歸經

甘，鹹，溫。歸腎、肝經。

功效

補陽藥。用量 3 ～ 5g。

補腎助陽，生精益血，強筋健骨，調理衝任，托瘡毒。

炮製目的

便於調製，加強功效。

炮製技術

● 鹿茸片：燎去茸毛，刮淨。

● 研細：先將鹿茸用熱水潤溼數分鐘，撕去外皮研細。

● 蒸切：首先去茸毛後蒸製，蒸透後趁熱切片 2 ～ 5mm 薄片晒乾。

● 酒浸：去茸毛後加酒浸潤（鹿茸 300g：酒 70cc），切片 3 ～ 5mm 薄片壓平晒乾。

● 酒蒸：先將鹿茸加酒（鹿茸 300g：酒 70cc）浸泡 20 ～ 30 分鐘，蒸製軟化後撕去外皮，再泡酒 10 ～ 30 分鐘，後加蒸至冒水蒸氣為止，切片烘脆研細。

● 酒烘：將鹿茸置於小火上烘熱再投入酒中萃（鹿茸片 300g：酒 70cc），萃後再烘，反覆 4 ～ 5 次，見酒已被吸盡，酥至黃色質變軟又脆即刻研粉。

炮製前後臨床上功效及適應症的不同

● 用於陽痿經、宮冷不孕、羸瘦、神疲、畏寒、眩暈耳聾耳鳴、腰背冷痛、崩漏帶下等。

● 鹿茸炮製後便以調劑服用。

● 酒製後增強有效成分的溶出，提高功效。

炮製前後主要成分含量差異性

● 鹿茸精（pantocrinum）有血壓降低，強壯等作用。

● 成分含激素、蛋白質、膠質、磷酸鈣、碳酸鈣。

牡蠣

Ostreae Concha

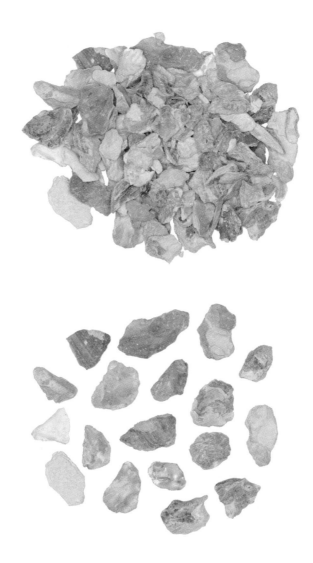

藥材基原

本品爲牡蠣科（Ostreidae）動物長牡蠣 *Ostrea gigas* Thunb.、大連灣牡蠣 *Ostrea talienwhanensis* Crosse 或近江牡蠣 *Ostrea rivularis* Gould 之貝殼。

藥材性狀

長牡蠣：殼長而厚，長條形或長卵形，長 10 ～ 50cm，高 4 ～ 15cm，背腹緣近平行。右殼較小，鱗片堅厚，層狀或層紋狀排列，殼外面平坦或具數個凹陷，淡紫色、灰白色或黃褐色，內面瓷白色，殼頂兩側無小齒。左殼凹下很深，鱗片較右殼粗大，殼頂附著面小。質硬，斷面層狀，潔白，氣無，味微鹹。

大連灣牡蠣：殼呈類三角形，背腹緣呈八字形。右殼外面淡黃色，具疏鬆的同心鱗片，鱗片起伏成波浪狀，內面白色。左殼同心鱗片堅厚，自殼頂部放射肋數個，明顯，內面凹下呈盒狀，鉸合面小。斷面層次不明顯，角質層重疊。

近江牡蠣：殼呈類圓形、卵圓形或三角形。右殼外面稍不平，有灰、紫、棕、黃等色，環生同心鱗片，幼體者鱗片薄而脆，多年生長後鱗片層層相疊，內面白色，邊緣有時淡紫色。左殼較大而厚。斷面層次明顯，粗糙彎曲。

性味與歸經

鹹、澀，微寒。歸肝、膽、腎經。

功效

平甘熄風。用量煎服 9 ～ 30g（先煎），研粉 1 ～ 3g。

胃酸過多、身體虛弱、自汗、盜汗、心悸、肺結核、遺精等。

炮製目的

增強制酸及收斂的作用。

炮製技術

● 煅製：取淨牡蠣，砸成小塊，置無煙的爐火上或置適宜的容器內煅至酥脆，取出放涼研碎。

● 煅淬：將牡蠣 300g 放入陶製甕內，以碳火（500℃～600℃）煅紅趁熱取出立即混拌鹽水（8g）後研碎即可。

炮製前後臨床上功效及適應症的不同

● 牡蠣生品：具重鎮安神平肝、潛陽補陰、軟堅散結、收斂固澀的功能。

● 牡蠣煅製：增強藥物軟堅、制酸作用，且質地變酥脆，易於粉碎，便於服用。用於自汗、盜汗。

炮製前後主要成分含量差異性

● 成分：牡蠣含有 80～95% 之碳酸鈣（$CaCO_3$）。

● 牡蠣經煅製後一部分鈣鹽受熱分解，變成鈣的氧化物，增強了制酸及收斂的作用，利於有效成分的煎出。

● 牡蠣補陰則生搗用，經煅製後不能補陰。

VIII

礦物類
Materia Medica Mineralis

代赭石

Haematitum

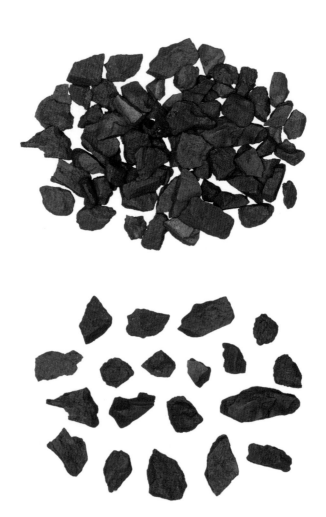

藥材基原

本品為六方晶系礦物赤鐵礦 Haematitum 的礦石，主含氧化鐵。

藥材性狀

代赭石為不規則的扁平塊狀，大小不一，紅棕色，表面有圓形乳頭狀凸起，習稱「釘頭赭石」，與之相對的另一面相對應處有同樣大小的凹窩。質堅，體重，氣微味淡。醋淬，質地疏鬆，略帶醋氣。煆赭石為無定型粉末或成團粉末，暗褐色或紫褐色，光澤消失。

性味與歸經

苦，寒。歸肝、心、胃經。

功效

平肝熄風藥。研粉用量 0.8 〜 1g。

平肝潛陽，降逆止嘔，涼血止血。用於高血壓的眩暈、頭痛、耳鳴、眼花、補血、鎮靜、收斂、平喘、血熱妄行的各種出血證。

炮製目的

改變藥性。易於粉碎和煎出有效成分。

炮製技術

- 醋淬：取淨赭石 50kg 砸碎，將淨藥材煅至紅透時，立即投入 15kg 醋內淬酥（如不酥，可反覆煅淬酥），取出，乾燥，打碎或研粉。
- 煅製：取代赭石塊，置爐大火上煅紅，放冷，刷去灰塵；或取赭石置鐵鍋內蓋嚴，以炭火煅紅，取出放冷，研細即可。
- 飛赭石：將代赭石細粉，以「水飛」法用瓷球低溫研為更細後，放水撈起予以晒乾即可。

炮製前後臨床上功效及適應症的不同

- 生代赭石：性寒，偏於平肝潛陽，降逆止嘔，涼血止血，用於眩暈耳鳴、嘔吐、噫氣、呃逆、喘息以及血熱所致的吐血、衄血。
- 醋淬代赭石：性味甘、澀、平；醋淬後降低了苦寒之性，且使質地酥脆易於粉碎和煎出有效成分，增強了平肝止血作用。
- 煅製：藥物苦寒之性降低，收斂止血，增強藥效。

炮製前後主要成分含量差異性

- 主要成分為氧化亞鐵 FeO、三氧化二鐵 Fe_2O_3 的混合物。火煅醋淬代赭石，會生成可溶性醋酸鐵，易被吸收發揮藥效。
- 代赭石經實驗證明，煅製後水煎內服，人的胃液中能出現亞鐵離子，未煅製的代赭石無此現象，因此代赭石應煅製後入藥，煅製的溫度影響最為顯著，合理的煅製方法為 650℃ ／ 40 分鐘，入醋中淬，取出再煅再淬至醋吸盡。代赭石煅製後使有效成分易於溶出，從 Ca^{2+} 的含量測定以及 Fe^{2+} 化合價數測定得知，煅品比生品 Ca^{2+} 的溶出量增加了 26 倍。

◉代赭石能促進紅血球及紅蛋白的新生，具有鎮靜中樞神經作用。

◉代赭石醋淬後比生品亞鐵離子含量高。

滑石

Talcum

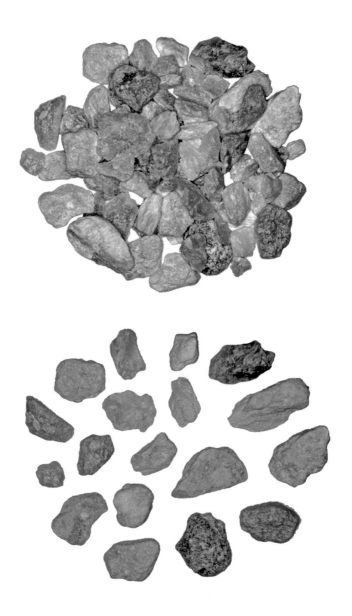

藥材基原

本品為矽酸鹽類礦物滑石族滑石，主含含水矽酸鎂【$Mg_3(Si_4O_{16})(OH)_2$】。採挖後，除去泥沙及雜石。

藥材性狀

滑石為不規則小塊，白色或黃白色，有蠟樣光澤；體輕，質軟細膩，無吸溼性；無臭，無味。滑石粉為白色或青白色粉末，質細膩，手捻有滑潤感。

性味與歸經

甘、淡，寒。歸胃、膀胱經。

功效

祛溼藥（利水滲溼）。用量 10 ～ 24g。
利尿通淋，清解暑熱，外用祛溼斂瘡的功能。

炮製目的

便於調劑，有效成分易於煎出。

炮製技術

◉淨製：除去雜質，洗淨。

● 切製水飛：水飛除去雜石，洗淨，砸成碎塊，打為細粉，再加多量水攪拌，傾出混懸液，下沉部分再按上法反覆操作數次，除去雜質，合併混懸液，靜置後，分取沉澱，乾燥，水飛晾乾。

炮製前後臨床上功效及適應症的不同

● 滑石生品：性味甘、淡、寒，歸胃、膀胱經，具有利水通淋，清解暑熱，祛溼斂瘡的功能。

● 淨製：使藥物潔淨，便於調劑，有效成分易於煎出。

● 切製（滑石水飛）：藥物極細和純淨，便於內服和外用。

炮製前後主要成分含量差異性

● 成分：$3MgO_4SiO_2H_2O$，其組成 MgO_3 1.7％，SiO_2 63.5％，H_2O 4.8％，通常一部分 MgO 被 FeO 所替換。

● 粉碎滑石和水飛品之間，水飛品 SiO_2 含量提高 0.31％，Al_2O_3 提高 1.04％，MgO 提高 0.25％，而 CaO 卻降低 0.5％，Fe_2O_3 無變化。粉碎品損失量比水飛品高 0.66％，可能是水飛品在烘乾過程中樣品比粉碎品乾燥的緣故。

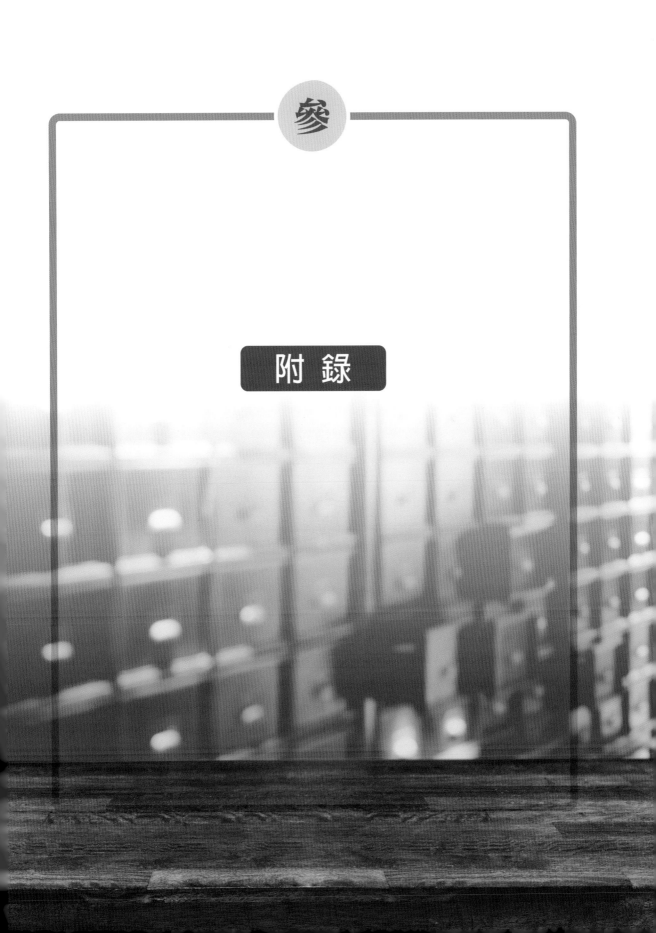

參

附 錄

一、「可同時提供食品使用之中藥材」品項

107 年 2 月 13 日衛部中字第 1071860124 號公告

序號	品名	基原	部位
1	百合	卷丹 *Lilium lancifolium* Thunb. 百合 *Lilium brownii* F. E. Brown var. *viridulum* Baker 細葉百合 Lilium pumilum DC.	乾燥肉質鱗莖
2	荷葉	蓮 *Nelumbo nucifera* Gaertn.	乾燥
3	銀耳（白木耳）	銀耳 Tremella fuciformis Berk.	乾燥子實體
4	山藥	薯蕷 *Dioscorea opposita* Thunb. 恆春薯蕷 *Dioscorea doryophora* Hance 基隆山藥 *Dioscorea japonica* Thunb. var. *pseudojaponica* (Hay.) Yamam	乾燥根莖
5	生薑	薑 *Zingiber officinale* Rosc.	新鮮根莖
6	昆布	海帶 *Laminaria japonica* Aresch. 昆布 *Ecklonia kurome* Okam.	乾燥葉狀體
7	薤	小根蒜 *Allium macrostemon* Bge. 薤 *Allium chinense* G. Don.	乾燥鱗莖
8	馬齒莧	馬齒莧 *Portulaca oleracea* L.	乾燥地上部分
9	蒜（小蒜）	小蒜 *Allium macrostemon* Bunge.	乾燥鱗莖
10	海藻	海蒿子 *Sargassum pallidum* (Turn.) C. Ag. 羊棲菜 *Sargassum fusiforme* (Harv.) Setch.	乾燥藻體

序號	品名	基原	部位
11	小茴香（子）	茴香 *Foeniculum vulgare* Mill.	乾燥成熟果實
12	八角茴香（大茴香）	八角茴香 *Illicium verum* Hook. f.	乾燥成熟果實
13	羅勒	羅勒 *Ocimum basilicum*	全草
14	龍眼肉	龍眼 *Dimocarpus longan* Lour. *Euphoria longan* (Lour.) Steudel (synonym) *Nephelium longanum* Cambess (synonym)	乾燥之中果皮及果肉
15	枸杞子	枸杞 *Lycium chinense* Mill. 寧夏枸杞 *Lycium barbarum* L.	乾燥果實
16	烏梅	梅 *Prunus mume* (Sieb.) Sieb. et Zucc.	乾燥近成熟果實，經燻製而成
17	大棗（紅棗，黑棗）	棗 *Ziziphus jujuba* Mill. 紅棗：成熟果實烘乾或晒乾。 黑棗：成熟果實滾水快煮後，撈出放冷燻製而成。	乾燥成熟果實
18	山楂	山楂 *Crataegus pinnatifida* Bunge. 山里紅 *Crataegus pinnatifida* Bunge var. major N. E.Br.	乾燥成熟果實
19	秦椒（花椒）	花椒 *Zanthoxylum bungeanum* Maxim. 青椒 *Zanthoxylum schinifolium* Sieb. et Zucc.	乾燥成熟果皮
20	胡椒	胡椒 *Piper nigrum* L.	乾燥成熟果實

序號	品名	基原	部位
21	芡實	芡 *Euryale ferox* Salisb.	乾燥成熟種仁
22	淡豆豉	大豆 *Glycine max* (L.) Merr. 成熟種子，加藥汁蒸煮醱酵製成。	成熟種子
23	蓮子	蓮 *Nelumbo nucifera* Gaertn.	乾燥成熟果實
24	赤小豆	赤小豆 *Vigna calcaratus* Roxb. 赤豆 *Vigna angularis* Ohwi et Ohashi	乾燥成熟種子
25	薏苡仁	薏苡 *Coix lacryma-jobi* L. var. *mayuen* (Roman.) Stapf	乾燥成熟種仁
26	牡蠣殼	長牡蠣 *Ostrea gigas* Thunb. 大連灣牡蠣 *Ostrea talienwhanensis* Crosse 近江牡蠣 *Ostrea rivularis* Gould 葡萄牙牡蠣 *Crassostrea angulata*	貝殼
27	菊花	菊花 *Chrysanthemum morifolium* (Ramat.) Tzvel.	乾燥頭狀花序
28	黃精	多花黃精 *Polygonatum cyrtonema* Hua. 黃精 *Polygonatum sibiricum* Delar. ex Redoute 滇黃精 *Polygonatum kingianum* Coll. et Hemsl.	乾燥根莖
29	薄荷	薄荷 *Mentha haplocalyx* Briq. 及同屬近緣植物	乾燥地上部分
30	絞股（七葉膽）	絞股藍 *Gynostemma pentaphyllum* Makino	乾燥全草

序號	品名	基原	部位
31	決明子	決明 *Cassia obtusifolia* L. 小決明 *Cassia tora* L.	乾燥種子
32	石斛	石斛 *Dendrobium nobile* Lindl. 粉花石斛 *Dendrobium loddigesii* Rolfe. 黃草石斛 *Dendrobium chrysanthum* Wall. 馬鞭石斛 *Dendrobium fimbriatum* Hook. var. oculatum Hook. 鐵皮石斛 *Dendrobium candidum* Wall.ex Lindl 黃花石斛 *Dendrobium tosaense* Makino	新鮮或乾燥莖
33	陳皮	橘 *Citrus reticulata* Blanco 及其栽培品種.	乾燥成熟果皮
34	肉荳蔻	肉荳蔻 *Myristica fragrans* Houtt.	乾燥種仁
35	草荳蔻	草荳蔻 *Alpinia katsumadai* Hayata	乾燥近成熟種子
36	砂仁	陽春砂 *Amomum villosum* Lour. 縮砂 *Amomum* villosum Lour. var. *xanthioides* (Wall. ex Bak.) T. L. Wu et Senjen 海南砂 *Amomum longiligulare* T. L. Wu	乾燥成熟果實
37	人參花	人參 *Panax ginseng* C. A. Meyer	乾燥花序

二、中藥材含異常物質限量基準彙整表

更新日期：106 年 6 月 30 日

序號	分類(註1)	品名	檢驗項目及基準				總重金屬(ppm)	二氧化硫(ppm)	黃麴毒素(ppb)		農藥(ppm)		
			重金屬(ppm)						總黃麴毒素(註2)	黃麴毒素B$_1$	總DDT	總BHC	總PCNB
			砷	鉛	鎘	汞							
1	A	龜板膠	—	—	—	—	20.0	150	—		—	—	—
2	A	鹿角膠	—	—	—	—	20.0	150	—		—	—	—
3	A	阿膠	—	—	—	—	20.0	150	—		—	—	—
4	A	水蛭	—	—	—	—	20.0	150	10	5	—	—	—
5	P	沒藥	—	—	—	—	20.0	150	—		—	—	—
6	P	乳香	—	—	—	—	20.0	150	—		—	—	—
7	P	血竭	—	—	—	—	20.0	150	—		—	—	—
8	A	虻蟲	—	—	—	—	20.0	150	—		—	—	—
9	P	馬勃	—	—	—	—	20.0	150	—		—	—	—
10	M	石燕	—	—	—	—	20.0						
11	M	鐘乳石	—	—	—	—	20.0						
12	A	地龍	—	—	—	—	30.0	—					
13	M	龍骨	—	—	—	—	30.0	—	10	5			
14	M	龍齒	—	—	—	—	30.0						
15	M	白（明）礬	—	—	—	—	30.0						
16	M	皂礬	—	—	—	—	30.0						
17	M	玄明粉	—	—	—	—	30.0						
18	M	芒硝	—	—	—	—	30.0						

序號	分類 (註1)	品名	檢驗項目及基準 重金屬 (ppm) 砷	鉛	鎘	汞	總重金屬 (ppm)	二氧化硫 (ppm)	黃麴毒素 (ppb) 總黃麴毒素 (註2)	黃麴毒素 B₁	農藥 (ppm) 總 DDT	總 BHC	總 PCNB
19	M	代赭石	—	—	—	—	30.0	—	—	—	—	—	—
20	M	赤石脂	—	—	—	—	30.0	—	—	—	—	—	—
21	M	自然銅	—	—	—	—	30.0	—	—	—	—	—	—
22	M	膽礬	—	—	—	—	30.0	—	—	—	—	—	—
23	M	礞石	—	—	—	—	30.0	—	—	—	—	—	—
24	M	爐甘石	—	—	—	—	30.0	—	—	—	—	—	—
25	A	五靈脂	—	—	—	—	30.0	150	—	—	—	—	—
26	P	澤瀉	5.0	5.0	1.0	0.2	—	150	—	—	—	—	—
27	P	牡丹皮	5.0	5.0	1.0	0.2	—	150	—	—	0.2	0.2	—
28	P	龍膽	5.0	5.0	1.0	0.2	—	150	—	—	—	—	—
29	P	貝母	5.0	5.0	1.0	0.2	—	150	—	—	—	—	—
30	P	地骨皮	5.0	5.0	1.0	0.2	—	150	—	—	—	—	—
31	P	黃芩	5.0	5.0	1.0	0.2	—	150	—	—	—	—	—
32	P	葛根	5.0	5.0	1.0	0.2	—	400	—	—	—	—	—
33	P	栝樓根（天花粉）	5.0	5.0	1.0	0.2	—	400	—	—	—	—	—
34	P	牛膝（懷牛膝）	5.0	5.0	1.0	0.2	—	400	—	—	—	—	—
35	P	柴胡	5.0	5.0	1.0	0.2	—	150	—	—	—	—	—
36	P	桔梗	5.0	5.0	1.0	0.2	—	150	—	—	—	—	—
37	P	黃連	5.0	5.0	1.0	0.2	—	150	—	—	—	—	—

序號	分類 (註1)	品名	檢　驗　項　目　及　基　準										
			重金屬 (ppm)				總重金屬 (ppm)	二氧化硫 (ppm)	黃麴毒素 (ppb)		農藥 (ppm)		
			砷	鉛	鎘	汞			總黃麴毒素 (註2)	黃麴毒素B₁	總DDT	總BHC	總PCNB
38	P	遠志	5.0	5.0	1.0	0.2	—	150	10	5	0.2	0.2	—
39	P	鬱金	5.0	5.0	1.0	0.5	—	150					
40	P	延胡索	5.0	5.0	1.0	0.2	—	150	10	5			
41	P	何首烏	5.0	5.0	1.0	0.2	—	150					
42	P	莪朮	5.0	5.0	1.0	0.2	—	150					
43	P	羌活	5.0	5.0	1.0	0.2	—	150					
44	P	苦參	5.0	5.0	1.0	0.2	—	150					
45	P	紫草	5.0	5.0	1.0	0.2	—	150					
46	P	乾薑	5.0	5.0	1.0	0.2	—	150					
47	P	升麻	5.0	5.0	1.0	0.2	—	150					
48	P	芎藭（川芎）	5.0	5.0	1.0	0.2	—	400					
49	P	桑白皮	5.0	5.0	1.0	0.2	—	150					
50	P	知母	5.0	5.0	1.0	0.2	—	400			—	—	—
51	P	豬苓	5.0	5.0	1.0	0.2	—	150	—	—	—	—	—
52	P	天麻	5.0	5.0	1.0	0.2	—	400	—	—	—	—	—
53	P	天門冬	5.0	5.0	1.0	0.2	—	400	—	—	—	—	—
54	P	吐根	5.0	5.0	1.0	0.2	—	150					
55	P	防風	5.0	5.0	1.0	0.2	—	150	10	5			
56	P	半夏	5.0	5.0	1.0	0.2	—	150					
57	P	白芷	5.0	5.0	1.0	0.2	—	150					
58	P	白朮	5.0	5.0	1.0	0.2	—	400	—	—	—	—	—

序號	分類 (註1)	品名	檢 驗 項 目 及 基 準						黃麴毒素 (ppb)		農藥 (ppm)		
			重金屬 (ppm)				總重金屬 (ppm)	二氧化硫 (ppm)	總黃麴毒素 (註2)	黃麴毒素 B_1	總DDT	總BHC	總PCNB
			砷	鉛	鎘	汞							
59	P	附子	5.0	5.0	1.0	0.2	—	150	—	—	—	—	—
60	P	白茅根	5.0	5.0	1.0	0.2	—	150	—	—	—	—	—
61	P	木香	5.0	5.0	1.0	0.2	—	150	—	—	—	—	—
62	P	高良薑	5.0	5.0	1.0	0.2	—	150	—	—	—	—	—
63	P	茛菪根	5.0	5.0	1.0	0.2	—	150	—	—	—	—	—
64	P	細辛	5.0	10.0	1.5	0.2	—	150	—	—	0.2	0.2	—
65	P	地黃	5.0	5.0	1.0	0.2	—	150	—	—	—	—	—
66	P	白芍	5.0	5.0	0.3	0.2	—	400	—	—	—	—	—
67	P	赤芍	5.0	5.0	0.3	0.2	—	400	—	—	—	—	—
68	P	蒼朮	5.0	5.0	1.0	0.2	—	150	—	—	—	—	—
69	P	大黃	5.0	5.0	1.0	0.2	—	150	—	—	—	—	—
70	P	當歸	5.0	5.0	1.0	0.2	—	400	—	—	—	—	—
71	P	麥門冬	5.0	5.0	1.0	0.2	—	150	—	—	—	—	—
72	P	茯苓	5.0	5.0	1.0	0.2	—	150	—	—	—	—	—
73	P	海螵蛸	5.0	5.0	—	0.2	—	150	—	—	—	—	—
74	P	石菖蒲	5.0	5.0	1.0	0.2	—	150	—	—	—	—	—
75	P	三七	5.0	5.0	1.0	0.2	—	150	—	—	—	—	—
76	P	昆布	—	5.0	—	0.2	—	150	—	—	—	—	—
77	P	海帶	—	5.0	—	0.2	—	150	—	—	—	—	—
78	P	海藻	—	5.0	—	0.2	—	150	—	—	—	—	—
79	P/A	冬蟲夏草	—	5.0	1.0	0.2	—	150	—	—	—	—	—

序號	分類 (註1)	品名	檢 驗 項 目 及 基 準										
			重金屬 (ppm)				總重金屬 (ppm)	二氧化硫 (ppm)	黃麴毒素 (ppb)		農藥 (ppm)		
			砷	鉛	鎘	汞			總黃麴毒素 (註2)	黃麴毒素 B$_1$	總 DDT	總 BHC	總 PCNB
80	M	雄黃	—	5.0	1.0	0.2	—	—	—	—	—	—	—
81	M	砒石	—	5.0	1.0	0.2	—	—	—	—	—	—	—
82	P	連翹	3.0	10.0	1.0	0.2	—	150	—	—	—	—	—
83	P	廣藿香	3.0	10.0	1.0	0.2	—	150	—	—	—	—	—
84	P	菟絲子	3.0	10.0	1.0	0.2	—	150	—	—	—	—	—
85	P	魚腥草	3.0	10.0	1.0	0.2	—	150	—	—	—	—	—
86	P	杜仲葉	3.0	10.0	1.0	0.2	—	150	—	—	—	—	—
87	P	丁豎朽	3.0	10.0	—	0.2	—	150	—	—	—	—	—
88	P	巴戟天	3.0	10.0	1.0	0.2	—	150	—	—	—	—	—
89	P	伸筋草	3.0	10.0	1.0	0.2	—	150	—	—	—	—	—
90	P	側柏葉	3.0	10.0	1.0	0.2	—	150	—	—	—	—	—
91	P	骨碎補	3.0	10.0	1.0	0.2	—	150	—	—	—	—	—
92	P	黃蘗（黃柏）	3.0	10.0	1.0	0.2	—	150	—	—	—	—	—
93	A	蟬蛻	3.0	10.0	1.5	0.2	—	150	—	—	—	—	—
94	P	鵝不食草	3.0	10.0	—	0.2	—	150	—	—	—	—	—
95	P	紅花	3.0	10.0	1.0	0.2	—	150	—	—	—	—	—
96	P	川牛膝	3.0	10.0	1.0	0.2	—	150	—	—	—	—	—
97	P	淫羊藿	3.0	10.0	1.0	0.2	—	150	—	—	—	—	—
98	P	淡竹葉	3.0	10.0	1.0	0.2	—	150	—	—	—	—	—
99	P	白花蛇舌草	3.0	10.0	1.0	0.2	—	150	—	—	—	—	—
100	P	枇杷葉	3.0	15.0	1.0	0.2	—	150	—	—	0.2	0.2	—

序號	分類(註1)	品名	重金屬 (ppm)				總重金屬 (ppm)	二氧化硫 (ppm)	黃麴毒素 (ppb)		農藥 (ppm)		
			砷	鉛	鎘	汞			總黃麴毒素(註2)	黃麴毒素 B₁	總 DDT	總 BHC	總 PCNB
101	P	桂皮（肉桂）	3.0	15.0	1.0	0.2	—	150	—	—	0.2	0.2	—
102	P	桂枝	3.0	15.0	1.0	0.2	—	150	—	—	0.2	0.2	—
103	P	杜仲	3.0	15.0	1.0	0.2	—	150	—	—	—	—	—
104	P	白及	3.0	15.0	1.0	0.2	—	400	—	—	—	—	—
105	P	五加皮	3.0	15.0	1.0	0.2	—	150	—	—	—	—	—
106	M	滑石	3.0	15.0	1.0	0.2	—	—	—	—	—	—	—
107	P	薄荷(註3)	3.0	15.0	1.0	0.2	—	150	—	—	—	—	—
108	P	乾漆	3.0	—	1.0	—	—	150	—	—	—	—	—
109	P	卷柏	3.0	—	1.0	0.2	—	150	—	—	—	—	—
110	P	萬點金（岡梅；燈稱草）	3.0	—	—	0.2	—	150	—	—	—	—	—
111	M	鉛丹	3.0	—	1.0	0.2	—	—	—	—	—	—	—
112	M	密陀僧	3.0	—	1.0	0.2	—	—	—	—	—	—	—
113	P	丹參	3.0	5.0	0.3	0.2	—	150	—	—	—	—	—
114	P	甘草	3.0	5.0	0.3	0.2	—	150	10	5	1.0	0.9	1.0
115	P	黃耆	3.0	5.0	0.3	0.2	—	150	10	5	1.0	0.9	1.0
116	P	紅耆	3.0	5.0	0.3	0.2	—	150	10	5	1.0	0.9	1.0
117	P	旋覆花	3.0	5.0	1.5	0.2	—	150	—	—	—	—	—
118	P	瞿麥	3.0	5.0	1.5	0.2	—	150	—	—	—	—	—
119	P	百合(註3)	3.0	5.0	1.5	0.2	—	400	—	—	—	—	—
120	P	茵陳	3.0	5.0	1.5	0.2	—	150	—	—	—	—	—

序號	分類 (註1)	品名	檢 驗 項 目 及 基 準										
			重金屬 (ppm)				總重金屬 (ppm)	二氧化硫 (ppm)	黃麴毒素 (ppb)		農藥 (ppm)		
			砷	鉛	鎘	汞			總黃麴毒素 (註2)	黃麴毒素 B₁	總 DDT	總 BHC	總 PCNB
121	P	蛇床子	3.0	5.0	—	0.2	—	150	—	—	—	—	—
122	P	墨旱蓮（旱蓮草）	3.0	5.0	—	0.2	—	150	—	—	—	—	—
123	P	烏藥	3.0	5.0	—	0.2	—	150	—	—	—	—	—
124	P	蚶殼草（老公根；積雪草；雷公根）	3.0	5.0	—	0.2	—	150	—	—	—	—	—
125	P	枸骨葉	3.0	5.0	—	0.2	—	150	—	—	—	—	—
126	P	薑黃	3.0	5.0	—	0.2	—	150	—	—	—	—	—
127	M	白石英	—	—	—	—	—		—	—	—	—	—
128	M	禹餘糧	—	—	—	—	—		—	—	—	—	—
129	M	浮石（海浮石）	—	—	—	—	—		—	—	—	—	—
130	M	無名異	—	—	—	—	—		—	—	—	—	—
131	M	陽起石	—	—	—	—	—		—	—	—	—	—
132	M	磁石	—	—	—	—	—		—	—	—	—	—
133	M	瑪瑙	—	—	—	—	—		—	—	—	—	—
134	M	銅綠	—	—	—	—	—		—	—	—	—	—
135	P	山藥 (註3)	3.0	5.0	1.0	0.2	—	400	—	—	—	—	—
136	P	白果	3.0	5.0	1.0	0.2	—	400	—	—	—	—	—
137	P	龍眼肉 (註3)	3.0	5.0	1.0	0.2	—	400	—	—	—	—	—
138	P	烏梅 (註3)	3.0	5.0	1.0	0.2	—	400	—	—	—	—	—

序號	分類 (註1)	品名	檢 驗 項 目 及 基 準										
			重金屬 (ppm)				總重金屬 (ppm)	二氧化硫 (ppm)	黃麴毒素 (ppb)		農藥 (ppm)		
			砷	鉛	鎘	汞			總黃麴毒素 (註2)	黃麴毒素 B_1	總 DDT	總 BHC	總 PCNB
139	P	枸杞 (註3)	3.0	5.0	1.0	0.2	—	400	10	5	—	—	—
140	P	山楂 (註3)	3.0	5.0	1.0	0.2	—	400	10	5	—	—	—
141	P	大棗	3.0	5.0	1.0	0.2	—	400	10	5	0.2	0.2	—
142	P	黨參	3.0	5.0	1.0	0.2	—	400	—	—	—	—	—
143	P	山奈	3.0	5.0	1.0	0.2	—	400	—	—	—	—	—
144	P	蓮子 (註3)	3.0	5.0	1.0	0.2	—	400	10	5	—	—	—
145	P	白木耳 (註3)	3.0	5.0	1.0	0.2	—	400	—	—	—	—	—
146	P	芡實 (註3)	3.0	5.0	1.0	0.2	—	400	—	—	—	—	—
147	P	大腹皮	3.0	5.0	1.0	0.2	—	150	10	5	—	—	—
148	P	女貞子	3.0	5.0	1.0	0.2	—	150	10	5	—	—	—
149	P	山茱萸	3.0	5.0	1.0	0.2	—	150	10	5	0.2	0.2	—
150	P	胡椒	3.0	5.0	1.0	0.2	—	150	10	5	—	—	—
151	P	麴類	3.0	5.0	1.0	0.2	—	150	10	5	—	—	—
152	P	橘皮	3.0	5.0	1.0	0.2	—	150	10	5	—	—	—
153	P	柏子仁	3.0	5.0	1.0	0.2	—	150	10	5	—	—	—
154	P	使君子	3.0	5.0	1.0	0.2	—	150	10	5	—	—	—
155	P	檳榔	3.0	5.0	1.0	0.2	—	150	10	5	—	—	—
156	P	麥芽	3.0	5.0	1.0	0.2	—	150	10	5	—	—	—
157	P	決明子	3.0	5.0	1.0	0.2	—	150	10	5	—	—	—
158	P	薏苡仁	3.0	5.0	1.0	0.2	—	150	10	5	—	—	—
159	A	蜈蚣	3.0	5.0	1.0	0.2	—	150	10	5	—	—	—

序號	分類 (註1)	品名	重金屬 (ppm)				總重 金屬 (ppm)	二氧 化硫 (ppm)	黃麴 毒素 (ppb)		農藥 (ppm)		
			砷	鉛	鎘	汞			總黃 麴毒 素 (註2)	黃麴 毒素 B₁	總 DDT	總 BHC	總 PCNB
160	A	全蠍	3.0	5.0	1.0	0.2	—	150	10	5	—	—	—
161	A	白殭蠶	3.0	5.0	1.0	0.2	—	150	10	5	—	—	—
162	P	酸棗仁	3.0	5.0	1.0	0.2	—	150	10	5	—	—	—
163	P	桃仁	3.0	5.0	1.0	0.2	—	150	10	5	—	—	—
164	P	胖大海	3.0	5.0	1.0	0.2	—	150	10	5	—	—	—
165	P	陳皮	3.0	5.0	1.0	0.2	—	150	10	5	0.2	0.2	—
166	P	苦杏仁	3.0	5.0	1.0	0.2	—	150	10	5	—	—	—
167	P	香附	3.0	5.0	1.0	0.2	—	150	10	5	—	—	—
168	P	玄參	3.0	5.0	1.0	0.2	—	150	10	5	—	—	—
169	P	射干	3.0	5.0	1.0	0.2	—	150	10	5	—	—	—
170	P	八角茴香（大茴香）(註3)	3.0	5.0	1.0	0.2	—	150	10	5	—	—	—
171	P	小茴香 (註3)	3.0	5.0	1.0	0.2	—	150	10	5	—	—	—
172	P	人參	3.0	5.0	1.0	0.2	—	150	—	—	1.0	0.9	1.0
173	P	番瀉葉	3.0	5.0	1.0	0.2	—	150	—	—	0.2	0.9	1.0
174	P	紫蘇葉	3.0	5.0	1.0	0.2	—	150	—	—	0.2	0.2	—
175	P	西洋參	3.0	5.0	1.0	0.2	—	150	—	—	1.0	0.9	1.0
176	P	菊花 (註3)	3.0	5.0	1.0	0.2	—	150	—	—	—	—	—
177	P	肉荳蔻 (註3)	3.0	5.0	1.0	0.2	—	150	—	—	—	—	—
178	P	草荳蔻 (註3)	3.0	5.0	1.0	0.2	—	150	—	—	—	—	—
179	P	砂仁 (註3)	3.0	5.0	1.0	0.2	—	150					

序號	分類(註1)	品名	重金屬(ppm)				總重金屬(ppm)	二氧化硫(ppm)	黃麴毒素(ppb)		農藥(ppm)		
			砷	鉛	鎘	汞			總黃麴毒素(註2)	黃麴毒素B₁	總DDT	總BHC	總PCNB
180	P	黃精(註3)	3.0	5.0	1.0	0.2	—	150	—	—	—	—	—
181	P	絞股藍（七葉膽）(註3)	3.0	5.0	1.0	0.2	—	150	—	—	—	—	—
其餘中藥材：植物類			3.0	5.0	1.0	0.2	—	150	—	—	—	—	—
其餘中藥材：動物類			3.0	5.0	1.0	0.2	—	150	—	—	—	—	—
其餘中藥材：礦物類			3.0	5.0	1.0	0.2	—	—	—	—	—	—	—

註： 1. P：植物類中藥材，A：動物類中藥材，M：礦物類中藥材

2. 總黃麴毒素係 B₁、B₂、G₁ 及 G₂ 之總量。

3. 菊花等 18 項中藥材，如屬⑴經中藥廠炮製或加工處理後，供應中醫醫療機構或中藥販賣業之中藥材或⑵市售中藥材，其異常物質限量及檢驗方法比照食品安全衛生管理等相關標準及規定。

「—」免驗。

三、中藥材含二氧化硫、黃麴毒素限量基準

一、為確保民眾用中藥用藥安全，特訂定本基準。

二、中藥材含二氧化硫與黃麴毒素等異常物質依本基準辦理。但礦物類中藥材除外，菊花、蓮子、白木耳、龍眼肉、烏梅乾、百合、枸杞、山藥、薄荷、芡實、山楂、肉荳蔻、草荳蔻、砂仁、黃精、絞股藍（七葉膽）、小茴香及八角茴香等十八項市售中藥材，依衛生福利部一百零五年一月十四日衛部中字第一○五一八六○○二八號令辦理。

三、中藥材含二氧化硫限量如下：

　　1. 牛膝、葛根、天麻、天門冬、栝樓根（天花粉）、白及、白芍、赤芍、白朮、山藥、百合、白果、龍眼肉、烏梅、枸杞、山楂、大棗、黨參、當歸、芎藭（川芎）、知母、山奈、蓮子、白木耳及芡實：400 ppm。

　　2. 除前款以外之中藥材：150ppm。

四、中藥材含黃麴毒素限量如下：

　　1. 適用品項：大腹皮、女貞子、山茱萸、胡椒、麴類、延胡索、橘皮、黃耆、紅耆、柏子仁、使君子、檳榔、麥芽、決明子、遠志、薏苡仁、地龍、蜈蚣、水蛭、全蠍、白殭蠶、酸棗仁、桃仁、胖大海、陳皮、苦杏仁、香附、甘草、玄參、射干、大棗、八角茴香、小茴香、山楂、枸杞、蓮子及防風。

　　2. 總黃麴毒素：10ppb（黃麴毒素 B_1、B_2、G_1 及 G_2 之總量）。

　　3. 黃麴毒素 B_1：5ppb。

　　行政院衛生署一百零一年十二月二十二日署授藥字第一○一○○○五八六三號公告、一百零一年五月三十日署授藥字第一○一○○○二三七一號令及九十五年十一月十日署授藥字第○九五○○○三三四六號令等規定與本基準有牴觸部分，自實施日起停止適用。

四、衛生福利部公布處方中應使用之正確藥材名稱

處　方　名	藥材名稱	正確藥材
紫菀湯	貝母	川貝母
七釐散類（衛署成製第010614號等）	貝母	川貝母
三痺湯	牛膝	川牛膝
小兒萬病回春丹	製白附子	禹白附
小兒驚風散	製白附子	禹白附
小續命湯	防己	粉防己
五加皮湯加減味	金不換	石松科千層塔
天王補心丹	菖蒲	石菖蒲
天麻鉤藤飲	牛膝	川牛膝
止痛散加減味	金不換	石松科千層塔
加味麻仁丸	南木香	廣木香
瓜蔞枳實湯	貝母	川貝母
瓜蔞枳實湯	瓜蔞	瓜蔞實
安中散	茴香	小茴香
百合固金湯	貝母	川貝母
折衝飲	牛膝	川牛膝
身痛逐瘀湯	牛膝	川牛膝
兒科杏蘇飲	貝母	浙貝母
延齡固本丹	菖蒲	石菖蒲
虎潛丸	牛膝	懷牛膝
洗肝明目散	白蒺藜	刺蒺藜
桔梗湯（濟生方）	貝母	浙貝母
消風散	胡麻	黑芝麻

處 方 名	藥材名稱	正確藥材
白鳳丸	牛膝	懷牛膝
真人活命飲（仙方活命飲）	貝母	浙貝母
敗醬草	敗醬	黃花敗醬、白花敗醬
清肺飲	貝母	川貝母
疏經活血湯	牛膝	川牛膝
疏經活血湯	防己	粉防己
當歸飲子	白蒺藜	刺蒺藜
養血壯筋健步丸	牛膝	懷牛膝
獨活寄生湯	牛膝	川牛膝
獨活寄生湯	寄生	桑寄生
濟生腎氣丸	牛膝	懷牛膝
還少丹	牛膝	懷牛膝
還睛丸	白蒺藜	刺蒺藜
玉女煎	牛膝	懷牛膝
孔聖枕中丹	九節菖蒲	石菖蒲
寶眼明丸（去羚羊角） （衛署成製第015050號）	蒺藜	刺蒺藜
柴胡清肝湯	甘草節	甘草節、甘草
血府逐瘀湯	牛膝	川牛膝
保骨痠痛寧丸（衛署成製第015134號）	楓樹葉	金縷梅科植物楓香
川貝枇杷膏（衛署成製第015251號）	沙參	北沙參
左歸丸	牛膝	懷牛膝
調經種子丸	蘄艾	菊科植物艾之乾燥葉
女科柏子仁丸	牛膝	川牛膝
明目地黃丸	白蒺藜	沙苑蒺藜

五、臺灣中藥典第三版收載毒劇中藥材一覽表

品　項	拉丁生藥名	備考
生千金子	Euphorbiae Semen	
生川烏	Aconiti Radix	
生天仙子	Hyoscyami Semen	
生巴豆	Crotonis Semen	
生半夏	Pinelliae Rhizoma	
生甘遂	Kansui Radix	
生白附子	Typhonii Rhizoma	
生附子	Aconiti Lateralis Radix	
生南星	Arisaematis Rhizoma	
生狼毒	Euphorbiae Ebracteolatae Radix	
生草烏	Aconti Kusnezoffii Radix	
生馬錢子	Strychni Semen	
生藤黃	Garciniae Resina	
白降丹	Hydrargyrum Chloratum Compositum	
莞花	Daphnis Genkwa Flos	
洋金花	Daturae Flos	
砒石	Arsenolite	
砒霜	Arsenicum	
紅升丹	Hydrargyri Oxydum Rubrum	
斑蝥	Mylabris	
雄黃	Realgar	
蟾酥	Bufonis Venenum	

六、中藥販賣業者對單味中藥粉末管理制度與彼等業者之業務範圍疑義

資料來源：中醫藥司、建檔日期：98-07-31、更新時間：106-05-25

新聞摘要：日期：98.07.31 單位：中藥組 編號：980013

　　爲提昇中藥產品品質與兼顧民眾消費之安全衛生，行政院衛生署前於 98 年 6 月 18 日公告「本署 64 年 3 月 31 日衛署藥字第 63054 號函，自 98 年 9 月 1 日起停止適用」，並說明有關單味中藥粉末應依藥事法規定申請藥品查驗登記之管理政策後，部分中藥販賣業者疑慮該規定恐有衝擊業者生計之虞。關於中藥粉末之管理規定，茲重申說明如下：

一、查藥事法第 103 條第 3 項規定略以：「…中藥販賣業務範圍包括：…中藥材及非屬中醫師處方藥品之零售；不含毒劇中藥材或依固有成方調配而成之傳統丸、散、膏、丹、及煎藥」。

二、依前開之規定，中藥販賣業者如販賣經行政院衛生署查驗登記 核准之中藥粉末，或於不含毒劇中藥材或依固有成方得以丸、散、膏、丹調配之條件下，因個別消費者及調配過程實務之需要，將原料藥材予以炮製及研磨成粉末，或利用經行政院衛生署查驗登記核准之中藥粉末，以利製作成丸、散、膏、丹者，尚未違反 98 年 6 月 18 日署授藥字第 0980001736 號公告中，關於單味中藥粉末管理之規定；於依個別消費者需要調配丸、散、膏、丹，向中藥販賣同業以個案方式調用所需數量之單味粉末時，亦同。

七、有關於中藥粉末之管理規定，單味中藥粉末須辦理查驗登記，但中藥房代客磨粉及調配實務不在此限

資料來源：中醫藥司建檔日期：98-08-23 更新時間：106-05-25

新聞摘要：日期：98.8.23 單位：中醫藥委員會 編號：980018

　　本署重申，民國 98 年 6 月 18 日之公告及 98 年 7 月 31 日之函釋），其重點在於依藥事法規定，管理中藥磨粉廠（場所）之藥品製造行為，而非限制中藥房依藥事法第 103 條所執行的藥事服務行為。所以，中藥房為服務個別消費者，對其選購之中藥材進行磨粉之行為，例如：從事人參等單味中藥材之磨粉（代客磨粉）；或基於調配之實務需要予以預製適量磨粉，以滿足來店消費者之急需，符合藥事法之藥事服務之範圍，尚不受本署 98 年 6 月 18 日公告之限制。？上，對中藥商執行業務之權益，並無影響。至於有關於中藥粉末之管理規定，茲重申說明上開中藥商得從事之業務範圍如下：

一、得依據藥事法第 103 條第 3 項之規定，販賣經行政院衛生署查驗 登記核准之中藥粉末。

二、得依據固有成方作為依據，調配丸、散、膏、丹。

三、中藥房為服務個別消費者及調配過程實務之需要，得從事單味中藥材磨粉，將原料藥材予以炮製及研磨成粉末。

四、得利用經行政院衛生署查驗登記核准之中藥粉末，來製作成丸、散、膏、丹。

五、得依個別消費者需要調配丸、散、膏、丹，向中藥販賣同業以個案方式調用所需數量之單味粉末時，亦同。亦即，同業間之調貨，屬於業務層面之必需，故亦屬合乎規定。

八、單味中藥粉末屬藥事法所稱藥品依法應查驗登 記與中藥商法定業務並無影響

資料來源：中醫藥司 建檔日期：98-06-29 更新時間：106-05-25

新聞摘要：日期：98.06.29 單位：中藥組 編號：980010

　　傳統中藥為我國具優良文化特色之健康服務模式之一，為考量民眾對傳統醫藥之就醫行為，行政院衛生署曾於民國六十四年三月三十一日以衛署藥字第六三○五四號函釋「單味中藥磨成粉末，僅係改變其外觀型態，如其包裝未刊載效能、用量、用法等字樣，可視為中藥原料藥，尚無申請查驗登記發給許可證之規定；其供中醫師調劑或中藥房零售，亦尚無限制」。隨著時代演變、製藥技術品質之提升，消費者對用藥品質要求日增，單味中藥粉末既屬中藥原料藥，加上中藥製造業皆已符合「藥品優良製造規範（GMP）」，自應回歸法制規定。本會乃分別於 97 年 7 月 15 日及 97 年 11 月 26 日與中藥製造業界及中藥商公會之代表研商，採製造品質均一之一致性，要求藥廠及輸入商依法申請查驗登記外；並與中藥商公會研商中藥商如何依藥事法第 103 條「依固有成方調配而成之傳統丸、散、膏、丹及煎藥」之規定，提供特定消費者所要求磨粉之散劑。爰衛生署於 98 年 6 月 18 日以署授藥字第 0980001736 號公告，自 98 年 9 月 1 日起停止適用本署 64 年 3 月 31 日衛署藥字第 63054 號函。並自 98 年 9 月 1 日起，單味中藥粉末應依藥事法第 39 條規定申請藥品查驗登記。98 年 9 月 1 日後，單味中藥粉末依法僅有二個管道供應，一為製造業或輸入業依法申請查驗登記領得許可證後製造輸入，一為中藥商依特定消費者之要求依固有成方調配供應。本會特別呼籲各縣市中藥商公會能善加宣導及督導所屬會員，中藥磨粉所成之散劑，既屬藥事法第 103 條第 3 項所賦予中藥商之業務，應確實注意調配品質，確保消費者用藥安全。

九、中藥廠工廠基本資料（S.M.F.）

發文日期：中華民國 108 年 1 月 23 日

發文字號：衛部中字第 1081860034 號

主旨：檢送「中藥廠工廠基本資料（Site Master File, SMF）製備說明資料」1 份，
請轉知所屬會員，請查照。

說明：

一、依據「藥物製造業者檢查辦法」第 4 條及第 8 條規定，主管機關執行各項
檢查作業前，製藥工廠應檢附工廠基本資料（ SMF），供主管機關於檢
查前了解各家藥廠之最新概況。二、本案 SMF 文件，係參照本部食品藥
物管理署公布之 SMF 製備說明，並新增說明文字，作為中藥廠製備廠內
SMF 之參考，另對其中可能涉及 PIC/S GMP 始予規範項目，加註補充說
明。

三、若提及確效作業或 PIC/S GMP 之規範項目，中藥廠得視廠內現況撰寫，
惟應符合藥物優良製造準則之規範為原則。四、SMF 係屬廠內品質管理
系統文件之一，內容應包含廠內各項資料，其製作概述如下：

　㈠應盡可能包含足夠資訊，文字撰寫應簡單明瞭，內容以 20 頁為限，詳
　　細資料得以附件呈現；若以 A4 紙張列印附件，內容應清晰可辨識。

　㈡得採用簡單之概要圖或平面圖，取代文字敘述。

　㈢應有文件之版次編號、審核日期與生效日期，並定期審核以確保維持最
　　新狀態，呈現最新之業務內容。

　㈣每份附件應有個別之生效日期，得獨立更新該份文件。

五、未來，SMF 內容若有修正，本部將隨時更新並行文周知。

六、自 108 年起藥物製造許可有限期間屆滿者，請於申請後續查廠時，除繳納
規費外，須一併提交 SMF 及電子檔。

十、中藥優良製造確效作業基準公告

檔　號：
保存年限：

衛生福利部　　公告

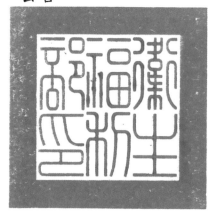

發文日期：中華民國107年9月20日
發文字號：衛部中字第1071861267號
附件：中藥優良製造確效作業基準1份

主旨：公告「中藥優良製造確效作業基準」及實施期程。

依據：依據藥物優良製造準則第5條。

公告事項：

　　一、中藥廠執行確效作業施行項目：設施與設備之驗證及中藥製造
　　　　過程中之空調系統、水系統、電腦化系統、製程、清潔方法及
　　　　分析方法之確效。

　　二、已符合GMP之中藥廠執行確效作業實施期程如下：

　　　　(一)第一階段(3年)：設施與設備之驗證，空調系統、水系統及電
　　　　　　腦化系統之確效作業，至111年12月31日前完成實施。

　　　　(二)第二階段(1年)：至少有一種劑型之一個產品完成製程、清潔
　　　　　　方法及分析方法確效作業，至112年12月31日前完成實施。

　　　　(三)第三階段(2年)：每種劑型至少一種以上產品完成製程、清潔
　　　　　　方法及分析方法確效作業（製造技術複雜者可包括技術簡單
　　　　　　者，如錠劑完成，散劑也表示完成），至114年12月31日前
　　　　　　完成實施。

　　　　(四)第四階段：自115年1月1日起，所有生產之產品均應開始執行
　　　　　　確效(得進行分組確效)。

　　三、上述各階段時程結束後，將各該階段之確效作業，列入GMP中

藥廠後續追蹤管理檢查之查核項目，並予以評級。

四、推動確效作業之對象及日期，業經本部核准生產濃縮製劑之中藥廠自109年1月1日起實施，而生產傳統製劑中藥廠之實施日期另訂之。其相關規範如下：

(一)中藥廠可自行選擇優先實施確效作業之品項，於115年1月1日起，凡生產之藥品，均應開始執行確效作業(得進行分組確效)，不生產之藥品，不須執行確效作業；惟經查核未執行確效作業而生產者，將以嚴重違反GMP處分及撤銷該許可證。

(二)自115年1月1日起，已持有許可證而未生產者，可不需執行確效作業，而准予許可證之展延；惟經查核未執行確效作業而生產者，將以嚴重違反GMP處分及撤銷該許可證。

(三)完成第二階段確效期程後，申請查驗登記時，應先行檢齊申請藥品之分析方法確效作業報告書及關鍵性製程確效作業計畫書，始同意受理中藥查驗登記新案，並於生產上市前開始執行確效作業。

五、公告之日起，新設中藥廠或已符合GMP之中藥廠新增濃縮劑型時，應完成設施與設備之驗證，空調系統、水系統及電腦化系統之確效作業，並提出確效作業整體計畫書及2批以上申請產品確效批次之檢驗成績書，始得依藥物製造業者檢查辦法第4條規定提出申請檢查。

六、「中藥優良製造確效作業基準」，如附件。本案另載於本部網站(網址：htpp：//www.mohw.gov.tw)之公告訊息網頁。

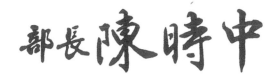
部長 陳時中

十一、藥事法

修正日期：民國 107 年 01 月 31 日

第一章　總則

第 1 條

藥事之管理，依本法之規定；本法未規定者，依其他有關法律之規定。但管制藥品管理條例有規定者，優先適用該條例之規定。

前項所稱藥事，指藥物、藥商、藥局及其有關事項。

第 2 條

本法所稱衛生主管機關：在中央為衛生福利部；在直轄市為直轄市政府；在縣（市）為縣（市）政府。

第 3 條

中央衛生主管機關得專設藥物管理機關，直轄市及縣（市）衛生主管機關於必要時亦得報准設置。

第 4 條

本法所稱藥物，係指藥品及醫療器材。

第 5 條

本法所稱試驗用藥物，係指醫療效能及安全尚未經證實，專供動物毒性藥理評估或臨床試驗用之藥物。

第 6 條

本法所稱藥品，係指左列各款之一之原料藥及製劑：

一、載於中華藥典或經中央衛生主管機關認定之其他各國藥典、公定之國家處方集，或各該補充典籍之藥品。

二、未載於前款，但使用於診斷、治療、減輕或預防人類疾病之藥品。

三、其他足以影響人類身體結構及生理機能之藥品。

四、用以配製前三款所列之藥品。

第 6-1 條

經中央衛生主管機關公告類別之藥品，其販賣業者或製造業者，應依其產業模式建立藥品來源及流向之追溯或追蹤系統。

中央衛生主管機關應建立前項追溯或追蹤申報系統；前項業者應以電子方式申報之，其電子申報方式，由中央衛生主管機關定之。

前項追溯或追蹤系統之建立、應記錄之事項、查核及其他應遵行事項之辦法，由中央衛生主管機關定之。

第 7 條

本法所稱新藥，係指經中央衛生主管機關審查認定屬新成分、新療效複方或新使用途徑製劑之藥品。

第 8 條

本法所稱製劑，係指以原料藥經加工調製，製成一定劑型及劑量之藥品。製劑分為醫師處方藥品、醫師藥師藥劑生指示藥品、成藥及固有成方製劑。

前項成藥之分類、審核、固有成方製劑製售之申請、成藥及固有成方製劑販賣之管理及其他應遵行事項之辦法，由中央衛生主管機關定之。

第 9 條

本法所稱成藥，係指原料藥經加工調製，不用其原名稱，其摻入之藥品，不超過中央衛生主管機關所規定之限量，作用緩和，無積蓄性，耐久儲存，使用簡便，並明示其效能、用量、用法，標明成藥許可證字號，其使用不待醫師指示，即供治療疾病之用者。

第 10 條

本法所稱固有成方製劑，係指依中央衛生主管機關選定公告具有醫療效能之傳統中藥處方調製（劑）之方劑。

第 11 條

本法所稱管制藥品，係指管制藥品管理條例第三條規定所稱之管制藥品。

第 12 條

本法所稱毒劇藥品，係指列載於中華藥典毒劇藥表中之藥品；表中未列載者，由中央衛生主管機關定之。

第 13 條

本法所稱醫療器材，係用於診斷、治療、減輕、直接預防人類疾病、調節生育，或足以影響人類身體結構及機能，且非以藥理、免疫或代謝方法作用於人體，以達成其主要功能之儀器、器械、用具、物質、軟體、體外試劑及其相關物品。

前項醫療器材，中央衛生主管機關應視實際需要，就其範圍、種類、管理及其他應管理事項，訂定醫療器材管理辦法規範之。

第 14 條

本法所稱藥商，係指左列各款規定之業者：

一、藥品或醫療器材販賣業者。

二、藥品或醫療器材製造業者。

第 15 條

本法所稱藥品販賣業者，係指左列各款規定之業者：

一、經營西藥批發、零售、輸入及輸出之業者。

二、經營中藥批發、零售、調劑、輸入及輸出之業者。

第 16 條

本法所稱藥品製造業者，係指經營藥品之製造、加工與其產品批發、輸出及自用原料輸入之業者。

前項藥品製造業者輸入自用原料，應於每次進口前向中央衛生主管機關申請核准後，始得進口；已進口之自用原料，非經中央衛生主管機關核准，不得

轉售或轉讓。

　　藥品製造業者，得兼營自製產品之零售業務。

第 17 條

　　本法所稱醫療器材販賣業者，係指經營醫療器材之批發、零售、輸入及輸出之業者。

　　經營醫療器材租賃業者，準用本法關於醫療器材販賣業者之規定。

第 18 條

　　本法所稱醫療器材製造業者，係指製造、裝配醫療器材，與其產品之批發、輸出及自用原料輸入之業者。

　　前項醫療器材製造業者，得兼營自製產品之零售業務。

第 19 條

　　本法所稱藥局，係指藥師或藥劑生親自主持，依法執行藥品調劑、供應業務之處所。

　　前項藥局得兼營藥品及一定等級之醫療器材零售業務。

　　前項所稱一定等級之醫療器材之範圍及種類，由中央衛生主管機關定之。

第 20 條

　　本法所稱偽藥，係指藥品經稽查或檢驗有左列各款情形之一者：

一、未經核准，擅自製造者。

二、所含有效成分之名稱，與核准不符者。

三、將他人產品抽換或摻雜者。

四、塗改或更換有效期間之標示者。

第 21 條

　　本法所稱劣藥，係指核准之藥品經稽查或檢驗有左列情形之一者：

一、擅自添加非法定著色劑、防腐劑、香料、矯味劑及賦形劑者。

二、所含有效成分之質、量或強度，與核准不符者。

三、藥品中一部或全部含有污穢或異物者。

四、有顯明變色、混濁、沈澱、潮解或已腐化分解者。

五、主治效能與核准不符者。

六、超過有效期間或保存期限者。

七、因儲藏過久或儲藏方法不當而變質者。

八、裝入有害物質所製成之容器或使用回收容器者。

第 22 條

本法所稱禁藥，係指藥品有左列各款情形之一者：

一、經中央衛生主管機關明令公告禁止製造、調劑、輸入、輸出、販賣或陳列之毒害藥品。

二、未經核准擅自輸入之藥品。但旅客或隨交通工具服務人員攜帶自用藥品進口者，不在此限。

前項第二款自用藥品之限量，由中央衛生主管機關會同財政部公告之。

第 23 條

本法所稱不良醫療器材，係指醫療器材經稽查或檢驗有左列各款情形之一者：

一、使用時易生危險，或可損傷人體，或使診斷發生錯誤者。

二、含有毒質或有害物質，致使用時有損人體健康者。

三、超過有效期間或保存期限者。

四、性能或有效成分之質、量或強度，與核准不符者。

第 24 條

本法所稱藥物廣告，係指利用傳播方法，宣傳醫療效能，以達招徠銷售為目的之行為。

第 25 條

本法所稱標籤，係指藥品或醫療器材之容器上或包裝上，用以記載文字、

圖畫或記號之標示物。

第 26 條

本法所稱仿單，係指藥品或醫療器材附加之說明書。

第二章　藥商之管理

第 27 條

凡申請為藥商者，應申請直轄市或縣（市）衛生主管機關核准登記，繳納執照費，領得許可執照後，方准營業；其登記事項如有變更時，應辦理變更登記。

前項登記事項，由中央衛生主管機關定之。

藥商分設營業處所或分廠，仍應依第一項規定，各別辦理藥商登記。

第 27-1 條

藥商申請停業，應將藥商許可執照及藥物許可證隨繳當地衛生主管機關，於執照上記明停業理由及期限，俟核准復業時發還之。每次停業期間不得超過一年，停業期滿未經當地衛生主管機關核准繼續停業者，應於停業期滿前三十日內申請復業。

藥商申請歇業時，應將其所領藥商許可執照及藥物許可證一併繳銷；其不繳銷者，由原發證照之衛生主管機關註銷。

藥商屆期不申請停業、歇業或復業登記，經直轄市或縣（市）衛生主管機關查核發現原址已無營業事實者，應由原發證照之衛生主管機關，將其有關證照註銷。

違反本法規定，經衛生主管機關處分停止其營業者，其證照依第一項規定辦理。

第 27-2 條

藥商持有經中央衛生主管機關公告為必要藥品之許可證，如有無法繼續製

造、輸入或不足供應該藥品之虞時，應至少於六個月前向中央衛生主管機關通報；如因天災或其他不應歸責於藥商之事由，而未及於前述期間內通報者，應於事件發生後三十日內向中央衛生主管機關通報。

中央衛生主管機關於接獲前項通報或得知必要藥品有不足供應之虞時，得登錄於公開網站，並得專案核准該藥品或其替代藥品之製造或輸入，不受第三十九條之限制。

第一項通報與前項登錄之作業及專案核准之申請條件、審查程序、核准基準及其他應遵行事項之辦法，由中央衛生主管機關定之。

第 28 條

西藥販賣業者之藥品及其買賣，應由專任藥師駐店管理。但不售賣麻醉藥品者，得由專任藥劑生為之。

中藥販賣業者之藥品及其買賣，應由專任中醫師或修習中藥課程達適當標準之藥師或藥劑生駐店管理。

西藥、中藥販賣業者，分設營業處所，仍應依第一項及第二項之規定。

第 29 條

西藥製造業者，應由專任藥師駐廠監製；中藥製造業者，應由專任中醫師或修習中藥課程達適當標準之藥師駐廠監製。

中藥製造業者，以西藥劑型製造中藥，或摻入西藥製造中藥時，除依前項規定外，應由專任藥師監製。

西藥、中藥製造業者，設立分廠，仍應依前二項規定辦理。

第 30 條

藥商聘用之藥師、藥劑生或中醫師，如有解聘或辭聘，應即另聘。

第 31 條

從事人用生物藥品製造業者，應聘用國內外大學院校以上醫藥或生物學等系畢業，具有微生物學、免疫學藥品製造專門知識，並有五年以上製造經驗之

技術人員，駐廠負責製造。

第 32 條

醫療器材販賣或製造業者，應視其類別，聘用技術人員。

前項醫療器材類別及技術人員資格，由中央衛生主管機關定之。

第 33 條

藥商僱用之推銷員，應由該業者向當地之直轄市、縣 (市) 衛生主管機關登記後，方准執行推銷工作。

前項推銷員，以向藥局、藥商、衛生醫療機構、醫學研究機構及經衛生主管機關准予登記為兼售藥物者推銷其受僱藥商所製售或經銷之藥物為限，並不得有沿途推銷、設攤出售或擅將藥物拆封、改裝或非法廣告之行為。

第三章　藥局之管理及藥品之調劑

第 34 條

藥局應請領藥局執照，並於明顯處標示經營者之身分姓名。其設立、變更登記，準用第二十七條第一項之規定。

藥局兼營第十九條第二項之業務，應適用關於藥商之規定。但無須另行請領藥商許可執照。

第 35 條

修習中藥課程達適當標準之藥師，親自主持之藥局，得兼營中藥之調劑、供應或零售業務。

第 36 條

藥師親自主持之藥局，具有鑑定設備者，得執行藥品之鑑定業務。

第 37 條

藥品之調劑，非依一定作業程序，不得為之；其作業準則，由中央衛生主管機關定之。

前項調劑應由藥師為之。但不含麻醉藥品者,得由藥劑生為之。

醫院中之藥品之調劑,應由藥師為之。但本法八十二年二月五日修正施行前已在醫院中服務之藥劑生,適用前項規定,並得繼續或轉院任職。

中藥之調劑,除法律另有規定外,應由中醫師監督為之。

第 38 條

藥師法第十二條、第十六條至第二十條之規定,於藥劑生調劑藥品時準用之。

第四章　藥物之查驗登記

第 39 條

製造、輸入藥品,應將其成分、原料藥來源、規格、性能、製法之要旨,檢驗規格與方法及有關資料或證件,連同原文和中文標籤、原文和中文仿單及樣品,並繳納費用,申請中央衛生主管機關查驗登記,經核准發給藥品許可證後,始得製造或輸入。

向中央衛生主管機關申請藥品試製經核准輸入原料藥者,不適用前項規定;其申請條件及應繳費用,由中央衛生主管機關定之。

第一項輸入藥品,應由藥品許可證所有人及其授權者輸入。

申請第一項藥品查驗登記、依第四十六條規定辦理藥品許可證變更、移轉登記及依第四十七條規定辦理藥品許可證展延登記、換發及補發,其申請條件、審查程序、核准基準及其他應遵行之事項,由中央衛生主管機關以藥品查驗登記審查準則定之。

第 40 條

製造、輸入醫療器材,應向中央衛生主管機關申請查驗登記並繳納費用,經核准發給醫療器材許可證後,始得製造或輸入。

前項輸入醫療器材,應由醫療器材許可證所有人或其授權者輸入。

申請醫療器材查驗登記、許可證變更、移轉、展延登記、換發及補發，其申請條件、審查程序、核准基準及其他應遵行之事項，由中央衛生主管機關定之。

第 40-1 條

中央衛生主管機關為維護公益之目的，於必要時，得公開所持有及保管藥商申請製造或輸入藥物所檢附之藥物成分、仿單等相關資料。但對於藥商申請新藥查驗登記屬於營業秘密之資料，應保密之。

前項得公開事項之範圍及方式，其辦法由中央衛生主管機關定之。

第 40-2 條

中央衛生主管機關於核發新藥許可證時，應公開申請人檢附之已揭露專利字號或案號。

新成分新藥許可證自核發之日起三年內，其他藥商非經許可證所有人同意，不得引據其申請資料申請查驗登記。

前項期間屆滿次日起，其他藥商得依本法及相關法規申請查驗登記，符合規定者，中央衛生主管機關於前項新成分新藥許可證核發屆滿五年之次日起，始得發給藥品許可證。

新成分新藥在外國取得上市許可後三年內，向中央衛生主管機關申請查驗登記，始得適用第二項之規定。

第 40-3 條

藥品經中央衛生主管機關核准新增或變更適應症，自核准新增或變更適應症之日起二年內，其他藥商非經該藥品許可證所有人同意，不得引據其申請資料就相同適應症申請查驗登記。

前項期間屆滿次日起，其他藥商得依本法及相關法規申請查驗登記，符合規定者，中央衛生主管機關於前項核准新增或變更適應症屆滿三年之次日起，始得發給藥品許可證。但前項獲准新增或變更適應症之藥品許可證所有人，就

該新增或變更之適應症於國內執行臨床試驗者，中央衛生主管機關於核准新增或變更適應症屆滿五年之次日起，始得發給其他藥商藥品許可證。

新增或變更適應症藥品在外國取得上市許可後二年內，向中央衛生主管機關申請查驗登記，始得適用第一項之規定。

第 41 條

為提昇藥物製造工業水準與臨床試驗品質，對於藥物科技之研究發展，中央衛生主管機關每年應委託專業醫療團體辦理教育訓練，培育臨床試驗人才。

新興藥物科技之研究發展，得由中央衛生主管機關會同中央工業主管機關獎勵之。

前項獎勵之資格條件、審議程序及其他應遵行事項之辦法，由中央衛生主管機關會同中央工業主管機關定之。

第 42 條

中央衛生主管機關對於製造、輸入之藥物，應訂定作業準則，作為核發、變更及展延藥物許可證之基準。

前項作業準則，由中央衛生主管機關定之。

第 43 條

製造、輸入藥物之查驗登記申請書及輸出藥物之申請書，其格式、樣品份數、有關資料或證書費、查驗費之金額，由中央衛生主管機關定之。

第 44 條

試驗用藥物，應經中央衛生主管機關核准始得供經核可之教學醫院臨床試驗，以確認其安全與醫療效能。

第 45 條

經核准製造或輸入之藥物，中央衛生主管機關得指定期間，監視其安全性。

藥商於前項安全監視期間應遵行事項，由中央衛生主管機關定之。

第 45-1 條

醫療機構、藥局及藥商對於因藥物所引起之嚴重不良反應，應行通報；其方式、內容及其他應遵行事項之辦法，由中央衛生主管機關定之。

第 46 條

經核准製造、輸入之藥物，非經中央衛生主管機關之核准，不得變更原登記事項。

經核准製造、輸入之藥物許可證，如有移轉時，應辦理移轉登記。

第 47 條

藥物製造、輸入許可證有效期間為五年，期滿仍須繼續製造、輸入者，應事先申請中央衛生主管機關核准展延之。但每次展延，不得超過五年。屆期未申請或不准展延者，註銷其許可證。

前項許可證如有污損或遺失，應敘明理由，申請原核發機關換發或補發，並應將原許可證同時繳銷，或由核發機關公告註銷。

第 48 條

藥物於其製造、輸入許可證有效期間內，經中央衛生主管機關重新評估確定有安全或醫療效能疑慮者，得限期令藥商改善，屆期未改善者，廢止其許可證。但安全疑慮重大者，得逕予廢止之。

第 48-1 條

第三十九條第一項製造、輸入藥品，應標示中文標籤、仿單或包裝，始得買賣、批發、零售。但經中央衛生主管機關認定有窒礙難行者，不在此限。

第 48-2 條

有下列情形之一者，中央衛生主管機關得專案核准特定藥物之製造或輸入，不受第三十九條及第四十條之限制：

一、為預防、診治危及生命或嚴重失能之疾病，且國內尚無適當藥物或合適替
　　代療法。

二、因應緊急公共衛生情事之需要。

有下列情形之一者，中央衛生主管機關得廢止前項核准，並令申請者限期處理未使用之藥物，並得公告回收：

一、已有完成查驗登記之藥物或合適替代療法可提供前項第一款情事之需要。

二、緊急公共衛生情事已終結。

三、藥物經中央衛生主管機關評估確有安全或醫療效能疑慮。

第一項專案核准之申請條件、審查程序、核准基準及其他應遵行事項之辦法，由中央衛生主管機關定之。

第四章之一　西藥之專利連結

第 48-3 條

新藥藥品許可證所有人認有提報藥品專利權專利資訊之必要者，應自藥品許可證領取之次日起四十五日內，檢附相關文件及資料，向中央衛生主管機關為之；逾期提報者，不適用本章規定。

前項藥品專利權，以下列發明為限：

一、物質。

二、組合物或配方。

三、醫藥用途。

第 48-4 條

前條所定專利資訊如下：

一、發明專利權之專利證書號數；發明專利權為醫藥用途者，應一併敘明請求項項號。

二、專利權期滿之日。

三、專利權人之姓名或名稱、國籍、住所、居所或營業所；有代表人者，其姓名。該專利權有專屬授權，且依專利法辦理登記者，為其專屬被授權人之

上述資料。

四、前款之專利權人或專屬被授權人於中華民國無住所、居所或營業所者，應指定代理人，並提報代理人之姓名、住所、居所或營業所。

　　新藥藥品許可證所有人與專利權人不同者，於提報專利資訊時，應取得專利權人之同意；該專利權有專屬授權，且依專利法辦理登記者，僅需取得專屬被授權人之同意。

第 48-5 條

　　新藥藥品許可證所有人於中央衛生主管機關核准新藥藥品許可證後，始取得專利專責機關審定公告之發明專利權，其屬第四十八條之三第二項之藥品專利權範圍者，應自審定公告之次日起四十五日內，依前條規定提報專利資訊；逾期提報者，不適用本章規定。

第 48-6 條

　　新藥藥品許可證所有人應自下列各款情事之一發生之次日起四十五日內，就已登載之專利資訊辦理變更或刪除：

一、專利權期間之延長，經專利專責機關核准公告。

二、請求項之更正，經專利專責機關核准公告。

三、專利權經撤銷確定。

四、專利權當然消滅。

五、第四十八條之四第一項第三款、第四款之專利資訊異動。

　　新藥藥品許可證所有人與專利權人或專屬被授權人不同者，於辦理前項事項前，準用第四十八條之四第二項規定。

第 48-7 條

　　有下列情事之一者，任何人均得以書面敘明理由及附具證據，通知中央衛生主管機關：

一、已登載專利資訊之發明，與所核准之藥品無關。

二、已登載專利資訊之發明，不符第四十八條之三第二項規定。

三、已登載之專利資訊錯誤。

四、有前條所定情事而未辦理變更或刪除。

中央衛生主管機關應自接獲前項通知之次日起二十日內，將其轉送新藥藥品許可證所有人。

新藥藥品許可證所有人自收受通知之次日起四十五日內，應以書面敘明理由回覆中央衛生主管機關，並得視情形辦理專利資訊之變更或刪除。

第 48-8 條

中央衛生主管機關應建立西藥專利連結登載系統，登載並公開新藥藥品許可證所有人提報之專利資訊；專利資訊之變更或刪除，亦同。

登載之專利資訊有前條所定情事者，中央衛生主管機關應公開前條通知人之主張及新藥藥品許可證所有人之書面回覆。

第 48-9 條

學名藥藥品許可證申請人，應於申請藥品許可證時，就新藥藥品許可證所有人已核准新藥所登載之專利權，向中央衛生主管機關為下列各款情事之一之聲明：

一、該新藥未有任何專利資訊之登載。

二、該新藥對應之專利權已消滅。

三、該新藥對應之專利權消滅後，始由中央衛生主管機關核發藥品許可證。

四、該新藥對應之專利權應撤銷，或申請藥品許可證之學名藥未侵害該新藥對應之專利權。

第 48-10 條

學名藥藥品許可證申請案僅涉及前條第一款或第二款之聲明，經審查符合本法規定者，由中央衛生主管機關核發藥品許可證。

第 48-11 條

學名藥藥品許可證申請案涉及第四十八條之九第三款之聲明，經審查符合本法規定者，於該新藥已登載所有專利權消滅後，由中央衛生主管機關核發藥品許可證。

第 48-12 條

學名藥藥品許可證申請案涉及第四十八條之九第四款之聲明者，申請人應自中央衛生主管機關就藥品許可證申請資料齊備通知送達之次日起二十日內，以書面通知新藥藥品許可證所有人及中央衛生主管機關；新藥藥品許可證所有人與所登載之專利權人、專屬被授權人不同者，應一併通知之。

申請人應於前項通知，就其所主張之專利權應撤銷或未侵害權利情事，敘明理由及附具證據。

申請人未依前二項規定通知者，中央衛生主管機關應駁回該學名藥藥品許可證申請案。

第 48-13 條

專利權人或專屬被授權人接獲前條第一項通知後，擬就其已登載之專利權提起侵權訴訟者，應自接獲通知之次日起四十五日內提起之，並通知中央衛生主管機關。

中央衛生主管機關應自新藥藥品許可證所有人接獲前條第一項通知之次日起十二個月內，暫停核發藥品許可證。但有下列情事之一，經審查符合本法規定者，得核發藥品許可證：

一、專利權人或專屬被授權人接獲前條第一項通知後，未於四十五日內提起侵權訴訟。

二、專利權人或專屬被授權人未依學名藥藥品許可證申請日前已登載之專利權提起侵權訴訟。

三、專利權人或專屬被授權人依第一項規定提起之侵權訴訟，經法院依民事訴

訟法第二百四十九條第一項或第二項規定，裁判原告之訴駁回。

四、經法院認定所有繫屬於侵權訴訟中之專利權有應撤銷之原因，或學名藥藥品許可證申請人取得未侵權之判決。

五、學名藥藥品許可證申請人依第四十八條之九第四款聲明之所有專利權，由專利專責機關作成舉發成立審定書。

六、當事人合意成立和解或調解。

七、學名藥藥品許可證申請人依第四十八條之九第四款聲明之所有專利權，其權利當然消滅。

前項第一款期間之起算，以專利權人或專屬被授權人最晚接獲通知者為準。

專利權人或專屬被授權人於第二項所定十二個月內，就已登載之專利權取得侵權成立之確定判決者，中央衛生主管機關應於該專利權消滅後，始得核發學名藥藥品許可證。

專利權人或專屬被授權人依第一項規定提起之侵權訴訟，因自始不當行使專利權，致使學名藥藥品許可證申請人，因暫停核發藥品許可證受有損害者，應負賠償責任。

第 48-14 條

學名藥藥品許可證申請案，其申請人為同一且該藥品為同一者，中央衛生主管機關依前條第二項暫停核發藥品許可證之次數，以一次為限。

第 48-15 條

於第四十八條之十三第二項暫停核發藥品許可證期間，中央衛生主管機關完成學名藥藥品許可證申請案之審查程序者，應通知學名藥藥品許可證申請人。

學名藥藥品許可證申請人接獲前項通知者，得向衛生福利部中央健康保險署申請藥品收載及支付價格核價。但於中央衛生主管機關核發學名藥藥品許可

證前，不得製造或輸入。

第 48-16 條

依第四十八條之九第四款聲明之學名藥藥品許可證申請案，其申請資料齊備日最早者，取得十二個月之銷售專屬期間；中央衛生主管機關於前述期間屆滿前，不得核發其他學名藥之藥品許可證。

前項申請資料齊備之學名藥藥品許可證申請案，其有下列情事之一者，由申請資料齊備日在後者依序遞補之：

一、於藥品許可證審查期間變更所有涉及第四十八條之九第四款之聲明。

二、自申請資料齊備日之次日起十二個月內未取得前條第一項藥品許可證審查
　　完成之通知。

三、有第四十八條之十三第四項之情事。

同日有二以上學名藥藥品許可證申請案符合第一項規定申請資料齊備日最早者，共同取得十二個月之銷售專屬期間。

第 48-17 條

學名藥藥品許可證所有人，應自領取藥品許可證之次日起六個月內銷售，並自最早銷售日之次日起二十日內檢附實際銷售日之證明，報由中央衛生主管機關核定其取得銷售專屬期間及起迄日期。

前項銷售專屬期間，以藥品之實際銷售日為起算日。

二以上學名藥藥品許可證申請案共同取得之銷售專屬期間，以任一學名藥之最早實際銷售日為起算日。

第 48-18 條

取得銷售專屬期間之學名藥藥品許可證申請人，有下列情事之一者，中央衛生主管機關得核發學名藥藥品許可證予其他申請人，不受第四十八條之十六第一項規定之限制：

一、未於中央衛生主管機關通知領取藥品許可證之期間內領取。

二、未依前條第一項規定辦理。

三、依第四十八條之九第四款聲明之所有專利權，其權利當然消滅。

第 48-19 條

新藥藥品許可證申請人、新藥藥品許可證所有人、學名藥藥品許可證申請人、學名藥藥品許可證所有人、藥品專利權人或專屬被授權人間，所簽訂之和解協議或其他協議，涉及本章關於藥品之製造、販賣及銷售專屬期間規定者，雙方當事人應自事實發生之次日起二十日內除通報中央衛生主管機關外，如涉及逆向給付利益協議者，應另行通報公平交易委員會。

前項通報之方式、內容及其他應遵行事項之辦法，由中央衛生主管機關會同公平交易委員會定之。

中央衛生主管機關認第一項通報之協議有違反公平交易法之虞者，得通報公平交易委員會。

第 48-20 條

新成分新藥以外之新藥，準用第四十八條之九至第四十八條之十五關於學名藥藥品許可證申請之相關規定。

第四十八條之十二之學名藥藥品許可證申請案，符合下列各款要件者，不適用第四十八條之十三至第四十八條之十八關於暫停核發藥品許可證與銷售專屬期間之相關規定：

一、已核准新藥所登載之專利權且尚屬存續中者，屬於第四十八條之三第二項第三款之醫藥用途專利權。

二、學名藥藥品許可證申請人排除前款醫藥用途專利權所對應之適應症，並聲明該學名藥未侵害前款之專利權。

前項適應症之排除、聲明及其他應遵行事項之辦法，由中央衛生主管機關定之。

第 48-21 條

本法中華民國一百零六年十二月二十九日修正之條文施行前，符合第四十八條之三第二項規定之藥品專利權，且其權利未消滅者，新藥藥品許可證所有人得於修正條文施行後三個月內，依第四十八條之四規定提報專利資訊。

第 48-22 條

第四十八條之四至第四十八條之八藥品專利資訊之提報方式與內容、變更或刪除、專利資訊之登載與公開、第四十八條之九學名藥藥品許可證申請人之聲明、第四十八條之十二學名藥藥品許可證申請人之書面通知方式與內容、第四十八條之十五中央衛生主管機關完成學名藥藥品許可證申請案審查程序之通知方式與內容、第四十八條之十六至第四十八條之十八銷售專屬期間起算與終止之事項及其他應遵行事項之辦法，由中央衛生主管機關定之。

第五章　藥物之販賣及製造

第 49 條

藥商不得買賣來源不明或無藥商許可執照者之藥品或醫療器材。

第 50 條

須由醫師處方之藥品，非經醫師處方，不得調劑供應。但左列各款情形不在此限：

一、同業藥商之批發、販賣。

二、醫院、診所及機關、團體、學校之醫療機構或檢驗及學術研究機構之購買。

三、依中華藥典、國民處方選輯處方之調劑。

前項須經醫師處方之藥品，由中央衛生主管機關就中、西藥品分別定之。

第 51 條

西藥販賣業者，不得兼售中藥；中藥販賣業者，不得兼售西藥。但成藥不在此限。

第 52 條

藥品販賣業者，不得兼售農藥、動物用藥品或其他毒性化學物質。

第 53 條

藥品販賣業者輸入之藥品得分裝後出售，其分裝應依下列規定辦理：

一、製劑：申請中央衛生主管機關核准後，由符合藥品優良製造規範之藥品製造業者分裝。

二、原料藥：由符合藥品優良製造規範之藥品製造業者分裝；分裝後，應報請中央衛生主管機關備查。

前項申請分裝之條件、程序、報請備查之期限、程序及其他分裝出售所應遵循之事項，由中央衛生主管機關定之。

第 53-1 條

經營西藥批發、輸入及輸出之業者，其與採購、儲存、供應產品有關之品質管理、組織與人事、作業場所與設備、文件、作業程序、客戶申訴、退回與回收、委外作業、自我查核、運輸及其他西藥運銷作業，應符合西藥優良運銷準則，並經中央衛生主管機關檢查合格，取得西藥運銷許可後，始得為之。

前項規定，得分階段實施，其分階段實施之藥品與藥商種類、事項、方式及時程，由中央衛生主管機關公告之。

符合第一項規定，取得西藥運銷許可之藥商，得繳納費用，向中央衛生主管機關申領證明文件。

第一項西藥優良運銷準則、西藥運銷許可及前項證明文件之申請條件、審查程序與基準、核發、效期、廢止、返還、註銷及其他應遵行事項之辦法，由中央衛生主管機關定之。

第 54 條

藥品或醫療器材經核准發給藥物輸入許可證後，為維護國家權益，中央衛生主管機關得加以管制。但在管制前已核准結匯簽證者，不在此限。

第 55 條

經核准製造或輸入之藥物樣品或贈品，不得出售。

前項樣品贈品管理辦法，由中央衛生主管機關定之。

第 56 條

經核准製售之藥物，如輸出國外銷售時，其應輸入國家要求證明文字者，應於輸出前，由製造廠商申請中央衛生主管機關發給輸出證明書。

前項藥物，中央衛生主管機關認有不敷國內需要之虞時，得限制其輸出。

第 57 條

製造藥物，應由藥物製造工廠為之；藥物製造工廠，應依藥物製造工廠設廠標準設立，並依工廠管理輔導法規定，辦理工廠登記。但依工廠管理輔導法規定免辦理工廠登記，或經中央衛生主管機關核准為研發而製造者，不在此限。

藥物製造，其廠房設施、設備、組織與人事、生產、品質管制、儲存、運銷、客戶申訴及其他應遵行事項，應符合藥物優良製造準則之規定，並經中央衛生主管機關檢查合格，取得藥物製造許可後，始得製造。但經中央衛生主管機關公告無需符合藥物優良製造準則之醫療器材製造業者，不在此限。

符合前項規定，取得藥物製造許可之藥商，得繳納費用，向中央衛生主管機關申領證明文件。

輸入藥物之國外製造廠，準用前二項規定，並由中央衛生主管機關定期或依實際需要赴國外製造廠檢查之。

第一項藥物製造工廠設廠標準，由中央衛生主管機關會同中央工業主管機關定之；第二項藥物優良製造準則，由中央衛生主管機關定之。

第二項藥物製造許可與第三項證明文件之申請條件、審查程序與基準、核發、效期、廢止、返還、註銷及其他應遵行事項之辦法，由中央衛生主管機關定之。

第 57-1 條

從事藥物研發之機構或公司，其研發用藥物，應於符合中央衛生主管機關規定之工廠或場所製造。

前項工廠或場所非經中央衛生主管機關核准，不得兼製其他產品；其所製造之研發用藥物，非經中央衛生主管機關核准，不得使用於人體。

第 58 條

藥物工廠，非經中央衛生主管機關核准，不得委託他廠製造或接受委託製造藥物。

第六章　管制藥品及毒劇藥品之管理

第 59 條

西藥販賣業者及西藥製造業者，購存或售賣管制藥品及毒劇藥品，應將藥品名稱、數量，詳列簿冊，以備檢查。管制藥品並應專設櫥櫃加鎖儲藏。

管制藥品及毒劇藥品之標籤，應載明警語及足以警惕之圖案或顏色。

第 60 條

管制藥品及毒劇藥品，須有醫師之處方，始得調劑、供應。

前項管制藥品應憑領受人之身分證明並將其姓名、地址、統一編號及所領受品量，詳錄簿冊，連同處方箋保存之，以備檢查。

管制藥品之處方及調劑，中央衛生主管機關得限制之。

第 61 條

（刪除）

第 62 條

第五十九條及第六十條所規定之處方箋、簿冊，均應保存五年。

第 63 條

（刪除）

第 64 條

中藥販賣業者及中藥製造業者，非經中央衛生主管機關核准，不得售賣或使用管制藥品。

中藥販賣業者及中藥製造業者售賣毒劇性之中藥，非有中醫師簽名、蓋章之處方箋，不得出售；其購存或出售毒劇性中藥，準用第五十九條之規定。

第七章　藥物廣告之管理

第 65 條

非藥商不得為藥物廣告。

第 66 條

藥商刊播藥物廣告時，應於刊播前將所有文字、圖畫或言詞，申請中央或直轄市衛生主管機關核准，並向傳播業者送驗核准文件。原核准機關發現已核准之藥物廣告內容或刊播方式危害民眾健康或有重大危害之虞時，應令藥商立即停止刊播並限期改善，屆期未改善者，廢止之。

藥物廣告在核准登載、刊播期間不得變更原核准事項。

傳播業者不得刊播未經中央或直轄市衛生主管機關核准、與核准事項不符、已廢止或經令立即停止刊播並限期改善而尚未改善之藥物廣告。

接受委託刊播之傳播業者，應自廣告之日起六個月，保存委託刊播廣告者之姓名（法人或團體名稱）、身分證或事業登記證字號、住居所（事務所或營業所）及電話等資料，且於主管機關要求提供時，不得規避、妨礙或拒絕。

第 66-1 條

藥物廣告，經中央或直轄市衛生主管機關核准者，其有效期間為一年，自核發證明文件之日起算。期滿仍需繼續廣告者，得申請原核准之衛生主管機關核定展延之；每次展延之期間，不得超過一年。

前項有效期間，應記明於核准該廣告之證明文件。

第 67 條

須由醫師處方或經中央衛生主管機關公告指定之藥物，其廣告以登載於學術性醫療刊物爲限。

第 68 條

藥物廣告不得以左列方式爲之：

一、假借他人名義爲宣傳者。

二、利用書刊資料保證其效能或性能。

三、藉採訪或報導爲宣傳。

四、以其他不正當方式爲宣傳。

第 69 條

非本法所稱之藥物，不得爲醫療效能之標示或宣傳。

第 70 條

採訪、報導或宣傳，其內容暗示或影射醫療效能者，視爲藥物廣告。

第八章　稽查及取締

第 71 條

衛生主管機關，得派員檢查藥物製造業者、販賣業者之處所設施及有關業務，並得出具單據抽驗其藥物，業者不得無故拒絕。但抽驗數量以足供檢驗之用者爲限。

藥物製造業者之檢查，必要時得會同工業主管機關爲之。

本條所列實施檢查辦法，由中央衛生主管機關會同中央工業主管機關定之。

第 71-1 條

爲加強輸入藥物之邊境管理，中央衛生主管機關得公告其輸入時應抽查、檢驗合格後，始得輸入。

前項輸入藥物之抽查及檢驗方式、方法、項目、範圍、收費及其他應遵行事項之辦法，由中央衛生主管機關定之。

第 72 條

衛生主管機關得派員檢查醫療機構或藥局之有關業務，並得出具單據抽驗其藥物，受檢者不得無故拒絕。但抽驗數量以足供檢驗之用者爲限。

第 73 條

直轄市、縣（市）衛生主管機關應每年定期辦理藥商及藥局普查。

藥商或藥局對於前項普查，不得拒絕、規避或妨礙。

第 74 條

依據微生物學、免疫學學理製造之血清、抗毒素、疫苗、類毒素及菌液等，非經中央衛生主管機關於每批產品輸入或製造後，派員抽取樣品，經檢驗合格，並加貼查訖封緘，不得銷售。檢驗封緘作業辦法，由中央衛生主管機關定之。

前項生物藥品之原液，其輸入以生物藥品製造業者爲限。

第 75 條

藥物之標籤、仿單或包裝，應依核准刊載左列事項：

一、廠商名稱及地址。

二、品名及許可證字號。

三、批號。

四、製造日期及有效期間或保存期限。

五、主要成分含量、用量及用法。

六、主治效能、性能或適應症。

七、副作用、禁忌及其他注意事項。

八、其他依規定應刊載事項。

前項第四款經中央衛生主管機關明令公告免予刊載者，不在此限。

經中央衛生主管機關公告之藥物，其標籤、仿單或包裝，除依第一項規定刊載外，應提供點字或其他足以提供資訊易讀性之輔助措施；其刊載事項、刊載方式及其他應遵行事項，由中央衛生主管機關定之。

第 76 條

經許可製造、輸入之藥物，經發現有重大危害時，中央衛生主管機關除應隨時公告禁止其製造、輸入外，並廢止其藥物許可證；其已製造或輸入者，應限期禁止其輸出、調劑、販賣、供應、運送、寄藏、牙保、轉讓或意圖販賣而陳列，必要時並得沒入銷燬之。

第 77 條

直轄市或縣（市）衛生主管機關，對於涉嫌之偽藥、劣藥、禁藥或不良醫療器材，就偽藥、禁藥部分，應先行就地封存，並抽取樣品予以檢驗後，再行處理；就劣藥、不良醫療器材部分，得先行就地封存，並抽取樣品予以檢驗後，再行處理。其對衛生有重大危害者，應於報請中央衛生主管機關核准後，沒入銷燬之。

前項規定於未經核准而製造、輸入之醫療器材，準用之。

第 78 條

經稽查或檢驗為偽藥、劣藥、禁藥及不良醫療器材，除依本法有關規定處理外，並應為下列處分：

一、製造或輸入偽藥、禁藥及頂替使用許可證者，應由原核准機關，廢止其全部藥物許可證、藥商許可執照、藥物製造許可及公司、商業、工廠之全部或部分登記事項。

二、販賣或意圖販賣而陳列偽藥、禁藥者，由直轄市或縣（市）衛生主管機關，公告其公司或商號之名稱、地址、負責人姓名、藥品名稱及違反情節；再次違反者，得停止其營業。

三、製造、輸入、販賣或意圖販賣而陳列劣藥、不良醫療器材者，由直轄市或

縣（市）衛生主管機關，公告其公司或商號之名稱、地址、負責人姓名、藥物名稱及違反情節；其情節重大或再次違反者，得廢止其各該藥物許可證、藥物製造許可及停止其營業。

前項規定，於未經核准而製造、輸入之醫療器材，準用之。

第 79 條

查獲之偽藥或禁藥，沒入銷燬之。

查獲之劣藥或不良醫療器材，如係本國製造，經檢驗後仍可改製使用者，應由直轄市或縣（市）衛生主管機關，派員監督原製造廠商限期改製；其不能改製或屆期未改製者，沒入銷燬之；如係核准輸入者，應即封存，並由直轄市或縣（市）衛生主管機關責令原進口商限期退運出口，屆期未能退貨者，沒入銷燬之。

前項規定於經依法認定為未經核准而製造、輸入之醫療器材，準用之。

第 80 條

藥物有下列情形之一，其製造或輸入之業者，應即通知醫療機構、藥局及藥商，並依規定期限收回市售品，連同庫存品一併依本法有關規定處理：

一、原領有許可證，經公告禁止製造或輸入。

二、經依法認定為偽藥、劣藥或禁藥。

三、經依法認定為不良醫療器材或未經核准而製造、輸入之醫療器材。

四、藥物製造工廠，經檢查發現其藥物確有損害使用者生命、身體或健康之事實，或有損害之虞。

五、製造、輸入藥物許可證未申請展延或不准展延。

六、包裝、標籤、仿單經核准變更登記。

七、其他經中央衛生主管機關公告應回收。

製造、輸入業者回收前項各款藥物時，醫療機構、藥局及藥商應予配合。

第一項應回收之藥物，其分級、處置方法、回收作業實施方式及其他應遵

循事項之辦法，由中央衛生福利主管機關定之。

第81條

舉發或緝獲偽藥、劣藥、禁藥及不良醫療器材，應予獎勵。

第九章　罰則

第82條

製造或輸入偽藥或禁藥者，處十年以下有期徒刑，得併科新臺幣一億元以下罰金。

犯前項之罪，因而致人於死者，處無期徒刑或十年以上有期徒刑，得併科新臺幣二億元以下罰金；致重傷者，處七年以上有期徒刑，得併科新臺幣一億五千萬元以下罰金。

因過失犯第一項之罪者，處三年以下有期徒刑、拘役或科新臺幣一千萬元以下罰金。

第一項之未遂犯罰之。

第83條

明知為偽藥或禁藥，而販賣、供應、調劑、運送、寄藏、牙保、轉讓或意圖販賣而陳列者，處七年以下有期徒刑，得併科新臺幣五千萬元以下罰金。

犯前項之罪，因而致人於死者，處七年以上有期徒刑，得併科新臺幣一億元以下罰金；致重傷者，處三年以上十二年以下有期徒刑，得併科新臺幣七千五百萬元以下罰金。

因過失犯第一項之罪者，處二年以下有期徒刑、拘役或科新臺幣五百萬元以下罰金。

第一項之未遂犯罰之。

第84條

未經核准擅自製造或輸入醫療器材者，處三年以下有期徒刑，得併科新臺

幣一千萬元以下罰金。

明知為前項之醫療器材而販賣、供應、運送、寄藏、牙保、轉讓或意圖販賣而陳列者，依前項規定處罰之。

因過失犯前項之罪者，處六月以下有期徒刑、拘役或科新臺幣五百萬元以下罰金。

第 85 條

製造或輸入第二十一條第一款之劣藥或第二十三條第一款、第二款之不良醫療器材者，處五年以下有期徒刑或拘役，得併科新臺幣五千萬元以下罰金。

因過失犯前項之罪或明知為前項之劣藥或不良醫療器材，而販賣、供應、調劑、運送、寄藏、牙保、轉讓或意圖販賣而陳列者，處三年以下有期徒刑或拘役，得併科新臺幣一千萬元以下罰金。

因過失而販賣、供應、調劑、運送、寄藏、牙保、轉讓或意圖販賣而陳列第一項之劣藥或不良醫療器材者，處拘役或科新臺幣一百萬元以下罰金。

第 86 條

擅用或冒用他人藥物之名稱、仿單或標籤者，處五年以下有期徒刑、拘役或科或併科新臺幣二千萬元以下罰金。

明知為前項之藥物而輸入、販賣、供應、調劑、運送、寄藏、牙保、轉讓或意圖販賣而陳列者，處二年以下有期徒刑、拘役或科或併科新臺幣一千萬元以下罰金。

第 87 條

法人之代表人，法人或自然人之代理人、受雇人，或其他從業人員，因執行業務，犯第八十二條至第八十六條之罪者，除依各該條規定處罰其行為人外，對該法人或自然人亦科以各該條十倍以下之罰金。

第 88 條

依本法查獲供製造、調劑偽藥、禁藥之器材，不問屬於犯罪行為人與否，

沒收之。

犯本法之罪，其犯罪所得與追徵之範圍及價額，認定顯有困難時，得以估算認定之；其估算辦法，由中央衛生主管機關定之。

第 89 條

公務員假借職務上之權力、機會或方法，犯本章各條之罪或包庇他人犯本章各條之罪者，依各該條之規定，加重其刑至二分之一。

第 90 條

製造或輸入第二十一條第二款至第八款之劣藥者，處新臺幣十萬元以上五千萬元以下罰鍰；製造或輸入第二十三條第三款、第四款之不良醫療器材者，處新臺幣六萬元以上五千萬元以下罰鍰。

販賣、供應、調劑、運送、寄藏、牙保、轉讓或意圖販賣而陳列前項之劣藥或不良醫療器材者，處新臺幣三萬元以上二千萬元以下罰鍰。

犯前二項規定之一者，對其藥物管理人、監製人，亦處以各該項之罰鍰。

第 91 條

違反第六十五條或第八十條第一項第一款至第四款規定之一者，處新臺幣二十萬元以上五百萬元以下罰鍰。

違反第六十九條規定者，處新臺幣六十萬元以上二千五百萬元以下罰鍰，其違法物品沒入銷燬之。

第 92 條

違反第六條之一第一項、第二十七條第一項、第三項、第二十九條、第三十一條、第三十六條、第三十七條第二項、第三項、第三十九條第一項、第四十條第一項、第四十四條、第四十五條之一、第四十六條、第四十九條、第五十條第一項、第五十一條至第五十三條、第五十三條之一第一項、第五十五條第一項、第五十七條第一項、第二項、第四項、第五十七條之一、第五十八條、第五十九條、第六十條、第六十四條、第七十一條第一項、第七十二條、

第七十四條、第七十五條規定之一者，處新臺幣三萬元以上二百萬元以下罰鍰。

違反第五十九條規定，或調劑、供應毒劇藥品違反第六十條第一項規定者，對其藥品管理人、監製人，亦處以前項之罰鍰。

違反第五十三條之一第一項、第五十七條第二項或第四項規定者，除依第一項規定處罰外，中央衛生主管機關得公布藥廠或藥商名單，並令其限期改善，改善期間得停止其一部或全部製造、批發、輸入、輸出及營業；屆期未改善者，不准展延其藥物許可證，且不受理該藥廠或藥商其他藥物之新申請案件；其情節重大者，並得廢止其一部或全部之藥物製造許可或西藥運銷許可。

違反第六十六條第一項、第二項、第六十七條、第六十八條規定之一者，處新臺幣二十萬元以上五百萬元以下罰鍰。

第 92-1 條

新藥藥品許可證所有人未依第四十八條之七第三項所定期限回覆，經中央衛生主管機關令其限期回覆，屆期未回覆者，由中央衛生主管機關處新臺幣三萬元以上五十萬元以下罰鍰。

未依第四十八條之十九第一項或第二項所定辦法有關通報方式及內容之規定通報者，由中央衛生主管機關處新臺幣三萬元以上二百萬元以下罰鍰。

第 93 條

違反第十六條第二項、第二十八條、第三十條、第三十二條第一項、第三十三條、第三十七條第一項、第三十八條或第六十二條規定之一，或有左列情形之一者，處新臺幣三萬元以上五百萬元以下罰鍰：

一、成藥、固有成方製劑之製造、標示及販售違反中央衛生主管機關依第八條第三項規定所定辦法。

二、醫療器材之分級及管理違反中央衛生主管機關依第十三條第二項規定所定辦法。

三、藥物樣品、贈品之使用及包裝違反中央衛生主管機關依第五十五條第二項
　　規定所定辦法。

　　違反第十六條第二項或第三十條規定者，除依前項規定處罰外，衛生主管
機關並得停止其營業。

第 94 條

　　違反第三十四條第一項、第七十三條第二項、第八十條第一項第五款至第
七款或第二項規定之一者，處新臺幣二萬元以上十萬元以下罰鍰。

第 95 條

　　傳播業者違反第六十六條第三項規定者，處新臺幣二十萬元以上五百萬元
以下罰鍰，其經衛生主管機關通知限期停止而仍繼續刊播者，處新臺幣六十萬
元以上二千五百萬元以下罰鍰，並應按次連續處罰，至其停止刊播為止。

　　傳播業者違反第六十六條第四項規定者，處新臺幣六萬元以上三十萬元以
下罰鍰，並應按次連續處罰。

第 96 條

　　違反第七章規定之藥物廣告，除依本章規定處罰外，衛生主管機關得登報
公告其負責人姓名、藥物名稱及所犯情節，情節重大者，並得廢止該藥物許可
證；其原品名二年內亦不得申請使用。

　　前項經廢止藥物許可證之違規藥物廣告，仍應由原核准之衛生主管機關責
令該業者限期在原傳播媒體同一時段及相同篇幅刊播，聲明致歉。屆期未刊播
者，翌日起停止該業者之全部藥物廣告，並不再受理其廣告之申請。

第 96-1 條

　　藥商違反第四十八條之一規定者，處新臺幣十萬元以上二百萬元以下罰
鍰；其經衛生主管機關通知限期改善而仍未改善者，加倍處罰，並得按次連續
處罰，至其改善為止。

　　藥商違反第二十七條之二第一項通報規定者，中央衛生主管機關得公開該

藥商名稱、地址、負責人姓名、藥品名稱及違反情節；情節重大或再次違反者，並得處新臺幣六萬元以上三十萬元以下罰鍰。

第 97 條

藥商使用不實資料或證件，辦理申請藥物許可證之查驗登記、展延登記或變更登記時，除撤銷該藥物許可證外，二年內不得申請該藥物許可證之查驗登記；其涉及刑事責任者，並移送司法機關辦理。

第 97-1 條

依藥品查驗登記審查準則及醫療器材查驗登記審查準則提出申請之案件，其送驗藥物經檢驗與申請資料不符者，中央衛生主管機關自檢驗結果確定日起六個月內，不予受理其製造廠其他藥物之新申請案件。

前項情形於申復期間申請重新檢驗仍未通過者，中央衛生主管機關自重新檢驗結果確定日起一年內，不予受理其製造廠其他藥物之新申請案件。

第 98 條

（刪除）

第 99 條

依本法規定處罰之罰鍰，受罰人不服時，得於處罰通知送達後十五日內，以書面提出異議，申請復核。但以一次為限。

科處罰鍰機關應於接到前項異議書後十五日內，將該案重行審核，認為有理由者，應變更或撤銷原處罰。

受罰人不服前項復核時，得依法提起訴願及行政訴訟。

第 99-1 條

依本法申請藥物查驗登記、許可證變更、移轉及展延之案件，未獲核准者，申請人得自處分書送達之日起四個月內，敘明理由提出申復。但以一次為限。

中央衛生主管機關對前項申復認有理由者，應變更或撤銷原處分。

申復人不服前項申復決定時，得依法提起訴願及行政訴訟。

第 100 條

本法所定之罰鍰，除另有規定外，由直轄市、縣（市）衛生主管機關處罰之。

第 100-1 條

新藥藥品許可證所有人依第四十八條之三至第四十八條之六規定提報專利資訊，以詐欺或虛偽不實之方法提報資訊，其涉及刑事責任者，移送司法機關辦理。

第 101 條

依本法應受處罰者，除依本法處罰外，其有犯罪嫌疑者，應移送司法機關處理。

第十章　附則

第 102 條

醫師以診療為目的，並具有本法規定之調劑設備者，得依自開處方，親自為藥品之調劑。

全民健康保險實施二年後，前項規定以在中央或直轄市衛生主管機關公告無藥事人員執業之偏遠地區或醫療急迫情形為限。

第 103 條

本法公布後，於六十三年五月三十一日前依規定換領中藥販賣業之藥商許可執照有案者，得繼續經營第十五條之中藥販賣業務。

八十二年二月五日前曾經中央衛生主管機關審核，予以列冊登記者，或領有經營中藥證明文件之中藥從業人員，並修習中藥課程達適當標準，得繼續經營中藥販賣業務。

前項中藥販賣業務範圍包括：中藥材及中藥製劑之輸入、輸出及批發；中藥材及非屬中醫師處方藥品之零售；不含毒劇中藥材或依固有成方調配而成之

傳統丸、散、膏、丹、及煎藥。

　　上述人員、中醫師檢定考試及格或在未設中藥師之前曾聘任中醫師、藥師及藥劑生駐店管理之中藥商期滿三年以上之負責人，經修習中藥課程達適當標準，領有地方衛生主管機關證明文件；並經國家考試及格者，其業務範圍如下：

一、中藥材及中藥製劑之輸入、輸出及批發。

二、中藥材及非屬中醫師處方藥品之零售。

三、不含毒劇中藥材或依固有成方調配而成之傳統丸、散、膏、丹、及煎藥。

四、中醫師處方藥品之調劑。

　　前項考試，由考試院會同行政院定之。

第 104 條

　　民國七十八年十二月三十一日前業經核准登記領照營業之西藥販賣業者、西藥種商，其所聘請專任管理之藥師或藥劑生免受第二十八條第一項駐店管理之限制。

第 104-1 條

　　前條所稱民國七十八年十二月三十一日前業經核准登記領照營業之西藥販賣業者、西藥種商，係指其藥商負責人於七十九年一月一日以後，未曾變更且仍繼續營業者。但營業項目登記為零售之藥商，因負責人死亡，而由其配偶為負責人繼續營業者，不在此限。

第 104-2 條

　　依本法申請證照或事項或函詢藥品查驗登記審查準則及醫療器材查驗登記審查準則等相關規定，應繳納費用。

　　前項應繳費用種類及其費額，由中央衛生主管機關定之。

第 104-3 條

　　各級衛生主管機關於必要時，得將藥物抽查及檢驗之一部或全部，委任所屬機關或委託相關機關（構）辦理；其委任、委託及其相關事項之辦法，由中

央衛生主管機關定之。

第 104-4 條

中央衛生主管機關得就藥物檢驗業務，辦理檢驗機構之認證；其認證及管理辦法，由中央衛生主管機關定之。

前項認證工作，得委任所屬機關或委託其他機關（構）辦理；其委任、委託及其相關事項之辦法，由中央衛生主管機關定之。

第 105 條

本法施行細則，由中央衛生主管機關定之。

第 106 條

本法自公布日施行。

本法中華民國八十六年五月七日修正公布之第五十三條施行日期，由行政院定之；九十五年五月五日修正之條文，自九十五年七月一日施行。

本法中華民國一百零六年十二月二十九日修正之第四章之一、第九十二條之一、第一百條及第一百條之一，其施行日期由行政院定之。

十二、藥事法第 103 條第 2 項後段中藥從業人員繼續經營中藥販賣業務登記作業處理原則

一、衛生福利部（以下稱本部）為執行藥事法第一百零三條第二項後段「領有經營中藥證明文件，並修習中藥課程達適當標準之中藥從業人員，得繼續經營中藥販賣業務」之規定，特訂定本處理原則。

二、藥事法第一百零三條第二項後段所稱之「經營中藥證明文件」，指中藥從業人員於本部一百零八年八月三十日衛部中字第一〇八一八六一三四〇字號解釋令生效前，在固定地址有從事中藥之輸入、輸出、批發或零售業務二年以上者，檢具其從業證明及相關佐證文件資料，依「經營中藥事實證明書之申請及審查流程」（如附件一）提出申請，經各直轄市、縣（市）政府衛生局複核、審查及實地勘查後，由該衛生局依據審核結果所核發之「經營中藥事實證明書」。

三、經營中藥事實證明書之申請，由符合前點資格之中藥從業人員，依「經營中藥事實證明書之申請及審查流程」，檢具下列相關文件資料，提出申請：

㈠經營中藥事實證明書申請書（格式如附件二）。

㈡從業證明（格式如附件三）。

㈢足資佐證從業事實文件：

　　1.經營商號地址登記有案之文件資料（如營利事業登記證或商業登記證明文件、處分書等）影本。

　　2.從業事實證明文件（如稅務資料、經營買賣相關憑據等）影本。

㈣從事中藥販賣業務二年經歷之處所，與提出申請時之從業地址不同時，請另行檢具下列文件：

　　1.該經歷發生處所（商號）出具之從業證明。

　　2.足資證明該經歷發生處所（商號）與申請現址之異動關聯證明文件影本，或申請人於該經歷發生處所（商號）之從業事實證明文件影本。

㈤各直轄市、縣（市）政府衛生局依審查之必要，要求申請人檢具之其他足資證明有實際從事中藥販賣業務證明文件。

四、受理申請經營中藥事實證明書之審查，依「經營中藥事實證明書之申請及審查流程」辦理；由申請人從業處所之所在地中藥商業同業公會協助檢視申請文件資料及實地查勘經營中藥業務是否屬實，結果送交中華民國中藥商業同業公會全國聯合會研提初審意見後，於本處理原則生效一年內，每月十日前函送申請案；本處理原則生效一年後，每三、六、九、十二月之十日前，以直轄市、縣（市）為單位，函送各直轄市、縣（市）政府衛生局複核及審查，並辦理實地勘查，各衛生局依據審核結果核發經營中藥事實證明書或核駁函。

五、受理申請經營中藥事實證明書之審查原則及注意事項：

㈠經營中藥事實證明書係申請人確實中藥從業之證明，為該申請人得申請繼續經營中藥業務，登記為中藥販賣藥商之證明文件之一，非換發中藥販賣業藥商許可執照之證明。

㈡申請案所檢附資料不全或經各直轄市、縣（市）政府衛生局實地查核二次以上，未查得申請人有從業事實者，該案即不再補件審理，逕予辦結。

㈢申請人從事中藥販賣業務時之年齡資格及親自執業能力應合理，且無違常不實情事。

㈣出具證明文件，不得加註「本證明如有不實由申請人自行負責」等文字。

六、修習中藥課程之適當標準：

㈠修習中藥課程科目及時數至少應包括中藥概論（十八小時）、本草（十八小時）、中藥炮製（三十六時）、生藥學（七十二小時）及藥事法規（十八小時）；合計一百六十二小時。

㈡修習中藥課程證明文件，應清楚載明修習者姓名、出生年月日、合格科目及時數、核發證明之醫學校院或相關學術研究機構名稱及日期。

㈢本處理原則之修習中藥課程辦理，應遵循「辦理藥事法第一百零三條第二項後段中藥從業人員應修習中藥課程注意事項」（如附件四）。但本部一百零八年八月三十日衛部中字第一〇八一八六一三四〇字號解釋令生效前已辦理之符合前述一百六十二小時應修習中藥課程科目及時數者，不在此限。

七、領有各直轄市、縣（市）政府衛生局核發之經營中藥事實證明書者，檢具該證明書，連同修畢適當標準之中藥課程證明，得向直轄市、縣（市）政府衛生局申請核准於原商號及地址，登記為中藥販賣業者，其業務範圍依藥事法第一百零三條第三項之規定。

附件一　經營中藥事實證明書之申請及審查流程

經營中藥事實證明書之申請及審查流程

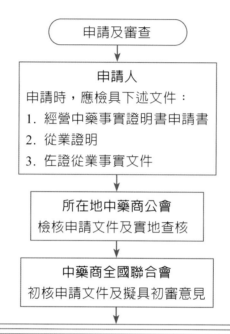

申請及審查

申請人
申請時，應檢具下述文件：
1. 經營中藥事實證明書申請書
2. 從業證明
3. 佐證從業事實文件

所在地中藥商公會
檢核申請文件及實地查核

中藥商全國聯合會
初核申請文件及擬具初審意見

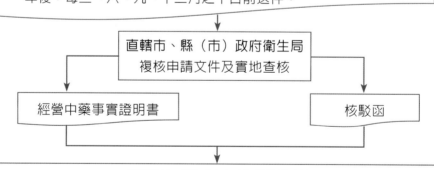

公會意見函、申請人清冊（含申請書與應檢附文件）
1. 以直轄市、縣（市）為單位，函送各直轄市、縣（市）政府衛生局。
2. 於本處理原則生效一年內，每月十日前函送申請案；本處理原則生效一年後，每三、六、九、十二月之十日前送件。

直轄市、縣（市）政府衛生局
複核申請文件及實地查核

經營中藥事實證明書　　　　　　　核駁函

直轄市、縣（市）政府衛生局
1. 函送申請人經營中藥事實證明書或核駁函，並副知中藥商公會全國聯合會及所在地中藥商公會。
2. 每半年彙整已核發經營中藥事實證明書之資料，函送衛生福利部備查。

結案

附件二　經營中藥事實證明書申請書

經營中藥事實證明書申請書

申請日期：　年　月　日

一、申請人資料：		
姓名：	性別：	最近三個月內二吋正面脫帽半身彩色照片（黏貼照片者，背後請書寫姓名、出生年月日）
身分證統一編號：	出生日期：　年　月　日	
聯絡電話：（市話）　　　　（手機）		
現居住地址：郵遞區號□□□□□ 　　縣市　鄉鎮　村　路　段　巷　弄　號　樓之 　　　　市區　里　街		
通訊地址：（□同現居住地址） 郵遞區號□□□□□　　縣市　鄉鎮　村　路　段　巷　弄　號　樓之 　　　　　　　　　　市區　里　街		
身分證明文件		
（身分證正面影本黏貼處）	（身分證反面影本黏貼處）	

二、申請繼續經營中藥販賣處所（商號）：	
商號名稱：	聯絡電話： （公） （私）

負責人：	簽名及蓋章

現居住地址：郵遞區號□□□□□
　　縣市　　鄉鎮　　村　　路　　段　　巷　　弄　　號　　樓之
　　　　　　市區　　里　　街

申請繼續經營中藥販賣處所(商號)現況照片

（處所外觀正面照片黏貼處）	（商號市招照片黏貼處） （市招文字應清晰可辨）
（處所內部照片1黏貼處）	（處所內部照片2黏貼處）

三、中藥從業經歷（請依時序填寫）：

商號名稱	負責人	地址	登記依據	起迄年月日	合計時間
			□藥事法第一百零三條第一項 □藥事法第一百零三條第二項 □藥事法第二十八條 □商業登記法 □其他＿＿＿＿＿	年　月　日 　　至 年　月　日	共　年　月　日
			□藥事法第一百零三條第一項 □藥事法第一百零三條第二項 □藥事法第二十八條 □商業登記法 □其他＿＿＿＿＿	年　月　日 　　至 年　月　日	共　年　月　日
			□藥事法第一百零三條第一項 □藥事法第一百零三條第二項 □藥事法第二十八條 □商業登記法 □其他＿＿＿＿＿	年　月　日 　　至 年　月　日	共　年　月　日
			□藥事法第一百零三條第一項 □藥事法第一百零三條第二項 □藥事法第二十八條 □商業登記法 □其他＿＿＿＿＿	年　月　日 　　至 年　月　日	共　年　月　日

申請人簽名或蓋章	

檢附申請文件	□ 1.經營中藥事實證明書申請書 　⑴國民身分證正面、背面影本各一份。 　⑵最近三個月內二吋正面脫帽半身彩色照片一張（黏貼照片者，背後請書寫姓名、出生年月日）。 　⑶申請繼續經營中藥販賣處所（商號）之現況照片四張（含處所外觀、市招彩色照片各一張及處所內部彩色照片二張） □ 2.從業證明：中藥販賣業藥商（指公司或商號登記為中藥販賣之輸入、輸出、批發或零售業之服務業者），出具從事中藥販賣業務二年以上證明文件。 □ 3.佐證從業事實文件
其他注意事項	1.申請經營中藥事實證明書審查，檢附申請文件，請於上面表格內打勾後，依序將⑴經營中藥事實證明書申請書⑵從業證明⑶佐證從業事實文件等資料裝訂後，再寄至所在地中藥商業同業公會依公告流程辦理。 2.各直轄市、縣（市）政府衛生局依審查之必要，得要求申請人檢具其他足資證明有實際從事中藥販賣業務證明文件。

附件三　從業證明

（商 號 名 稱）

從 業 證 明

登記字號：　　　　　字第　　　　　號
負責人姓名：
商號地址：
商號電話：

申請人姓名：		性別：	
出生年月日：		身分證統一編號：	
歷年所任工作			
起迄年月日	合計時間	實際擔任工作內容	
至　年　月　日 　年　月　日	共　年　月　日		
至　年　月　日 　年　月　日	共　年　月　日		
至　年　月　日 　年　月　日	共　年　月　日		
附註	一、本證明可視為申請人之經歷及實際所任工作具體事實之多寡，依式開具或複印使用，且每一從業商號應分別出具從業證明。 二、本證明係證明申請人於本處理原則生效前，曾從事中藥販賣業務之經歷，以供申請人從業中藥證明審查之用（實際工作時間請計算至本處理原則生效前一日）。 三、請中藥販賣業者依申請人之實際情形開具證明，如有不實，申請人、出證商號及其相關人員，均應負偽造變造證書介紹罪或使公務員登載不實罪責任。 四、本證明應加蓋出具證明商號之印信及其負責人章戳。		

（行號店章）　　　　　　　　　　　　　　（行號負責人章戳）

中 華 民 國　　　　　　年　　　　　月　　　　　日

附件四　辦理藥事法第一百零三條第二項後段中藥從業人員應修習中藥課程注意事項

一、藥事法第一百零三條第二項後段中藥從業人員應修習中藥課程，由中華民國中藥商業同業公會全國聯合會依該等人員之需求，委託醫學校院或相關學術研究機構辦理。

二、中藥課程教學計畫應於課程開始報名前一個月，函報衛生福利部備查後據以實施。

三、中藥課程科目及時數至少必須包括中藥概論（十八小時）、本草（十八小時）、中藥炮製（三十六小時）、生藥學（七十二小時）及藥事法規（十八小時）；合計一百六十二小時。

四、前述必須教授科目之教學內容，應參考各校院對應科目之教學大綱及重點，至少包含下述內容：

　　㈠中藥概論：包括中藥發展史、中藥材之應用及管理。

　　㈡本草：包括藥用植物與載於本草綱目、各種中藥典籍之中藥材（植物、動物、礦物）之性能考察、配伍及禁忌之研討等。

　　㈢中藥炮製：包括中藥材之煉、炮、炙、煨、伏、曝及其他加工調製方法之研究與實作。

　　㈣生藥學：包括藥用植物、動物及各該藥物構造之鑑別、藥理及藥效之分析研究與實作。

　　㈤藥事法規：包括藥事法及其施行細則、其他藥事管理相關法規。

五、教學師資須符合「教育人員任用條例」所定講師以上資格之教育人員或「大學聘任專業技術人員擔任教學辦法」所定專業技術人員資格。

六、所授課程須有明確學習成效測驗方式，能確實評測學員學習成效，如包含筆試、口試（如常用炮製方法原理及製程）及術科測驗（如中藥材辨識及

常用方劑配方等）。

七、所授課程須有明確審定合格標準，明定審核項目（如出席情形、測驗成績等）及各項目的配分比重。

八、修畢課程且達合格標準者，核發證明文件，其上須清楚載明修習者姓名、出生年月日、合格科目及時數、核發證明之醫學校院或相關學術研究機構名稱及日期。

十三、中醫藥發展法

第一章　總則

第 1 條

為促進中醫藥永續發展，保障全民健康及福祉，特制定本法。

第 2 條

本法所稱主管機關：在中央為衛生福利部；在直轄市為直轄市政府；在縣（市）為縣（市）政府。

第 3 條

本法用詞，定義如下：

一、中醫：指以中醫學理論為基礎，從事傳統與現代化應用開發、促進健康及治療疾病之醫療行為。

二、中藥：指以中藥學理論為基礎，應用於診斷、治療、減輕或預防人類疾病之中藥材及中藥製劑。

三、中醫藥：指中醫及中藥。

第 4 條

政府應致力於中醫藥發展，保障及充實其發展所需之經費。

第二章　中醫藥發展計畫

第 5 條

為促進中醫藥發展，中央主管機關應每五年訂定中醫藥發展計畫；其內容如下：

一、中醫藥發展之目標及願景。

二、提升中醫醫療照護品質。

三、提升中藥品質及促進產業發展。

四、促進中醫藥研究發展及國際合作交流。

五、中醫藥人才培育。

六、其他促進中醫藥發展事項。

前項中醫藥發展計畫，中央主管機關應會商相關機關定之。

直轄市、縣（市）主管機關得依前項計畫，訂定地方中醫藥發展方案並實施之。

主管機關得要求相關機關（構）、學校、法人或團體協助第一項計畫或前項方案之推動。

第 6 條

中央主管機關應遴聘（派）中醫藥學者專家及產業界人士代表，定期召開諮詢會議，辦理中醫藥發展政策諮詢事項。

第 7 條

中央主管機關應就下列事項，給予適當之獎勵或補助：

一、中醫藥研究及發展。

二、中藥製劑創新及開發。

三、中藥藥用植物種植。

前項獎勵或補助之對象、條件、申請程序、額度、審查、核准、廢止及其他相關事項之辦法，由中央主管機關定之。

第三章　中醫藥醫療及照護

第 8 條

政府應強化中醫藥在全民健康保險與醫療照護體系中之功能及角色，保障民眾就醫及健康照護之權益。

第 9 條

中央主管機關應建立中醫醫療品質管理制度，鼓勵中醫現代化發展。

第 10 條

政府應促進中醫醫療資源均衡發展，完善偏鄉醫療照護資源，鼓勵設立中醫醫療機構或各層級醫院設立中醫部門，提高中醫醫療資源之可近性。

第 11 條

政府應鼓勵發展具中醫特色之預防醫學、居家醫療、中西醫合作及中醫多元醫療服務，促進中醫醫療利用及發展。

第四章　中藥品質管理及產業發展

第 12 條

中央主管機關應強化中藥材源頭管理，積極發展及輔導國內中藥藥用植物種植；必要時，得會同中央目的事業主管機關辦理之。

承租公有土地或國營事業土地種植中藥藥用植物，其品項經中央主管機關會商中央目的事業主管機關核定者，得給予獎勵及土地租賃期限保障；其土地租賃期限，不受國有財產法第四十三條及地方公有財產管理法規關於租期之限制。

前項獎勵條件、方式與土地租賃期限保障及其他相關事項之辦法，由中央主管機關會商中央目的事業主管機關、公有土地管理機關、國營事業及相關機關定之。

第 13 條

中央主管機關應完善中藥品質之管理規範，促進中藥規格化、標準化及現代化。

第 14 條

主管機關應加強中藥上市後之監測，並公布執行結果。

前項中藥上市後監測內容、品項、數量及其他相關事項之辦法，由中央主管機關定之。

第 15 條

政府應輔導中藥產業開拓國際市場，提升中藥產業發展。

第五章　中醫藥研究發展

第 16 條

政府應推廣與輔導保存具中醫藥特色之知識及傳統技藝，並鼓勵保有、使用或管理者提供相關資訊。

第 17 條

中央主管機關應就中醫藥基礎研究、應用研究與臨床及實證研究，建置國家中醫藥知識庫，進行資料蒐集及分析。

第 18 條

政府應整合產官學之研究及臨床試驗資源，提升中醫藥實證基礎，鼓勵產學合作，促進中醫藥創新及研究發展。

第 19 條

衛生福利部國家中醫藥研究所爲配合第五條第一項中醫藥發展計畫之執行，得設置中醫藥研究基金。

前項基金之來源如下：

一、受贈收入。

二、基金之孳息收入。

三、其他收入。

前項各款收入，應循附屬單位預算方式撥入基金。

第一項基金之用途如下：

一、爲增進科學技術研究發展所需支出。

二、延攬及培訓傑出人才所需支出。

三、智慧財產及技術移轉所需支出。

四、受贈收入指定用途支出。

五、管理及總務支出。

六、其他有關支出。

第 20 條

政府及中醫藥學術研究機構，應就中醫藥研究及管理成果，進行國際交流。

第六章　中醫藥人才培育

第 21 條

中央主管機關及中央目的事業主管機關應完善中醫醫事人力規劃，整合教學資源，培育中醫藥人才。

第 22 條

政府應加強培育中醫藥科技研究人才，提升中醫藥發展。

第 23 條

政府應普及中醫藥與相關保健知識之教育及學習，提升國民中醫藥知識。

第七章　附則

第 24 條

本法自公布日施行。

十四、中華人民共和國中醫藥法

第一章　總　則

第 1 條

　　為了繼承和弘揚中醫藥，保障和促進中醫藥事業發展，保護人民健康，制定本法。

第 2 條

　　本法所稱中醫藥，是包括漢族和少數民族醫藥在內的我國各民族醫藥的統稱，是反映中華民族對生命、健康和疾病的認識，具有悠久歷史傳統和獨特理論及技術方法的醫藥學體系。

第 3 條

　　中醫藥事業是我國醫藥衛生事業的重要組成部分。國家大力發展中醫藥事業，實行中西醫並重的方針，建立符合中醫藥特點的管理制度，充分發揮中醫藥在我國醫藥衛生事業中的作用。

　　發展中醫藥事業應當遵循中醫藥發展規律，堅持繼承和創新相結合，保持和發揮中醫藥特色和優勢，運用現代科學技術，促進中醫藥理論和實踐的發展。

　　國家鼓勵中醫西醫相互學習，相互補充，協調發展，發揮各自優勢，促進中西醫結合。

第 4 條

　　縣級以上人民政府應當將中醫藥事業納入國民經濟和社會發展規劃，建立健全中醫藥管理體系，統籌推進中醫藥事業發展。

第 5 條

　　國務院中醫藥主管部門負責全國的中醫藥管理工作。國務院其他有關部門在各自職責範圍內負責與中醫藥管理有關的工作。

縣級以上地方人民政府中醫藥主管部門負責本行政區域的中醫藥管理工作。縣級以上地方人民政府其他有關部門在各自職責範圍內負責與中醫藥管理有關的工作。

第 6 條

國家加強中醫藥服務體系建設，合理規劃和配置中醫藥服務資源，為公民獲得中醫藥服務提供保障。

國家支持社會力量投資中醫藥事業，支持組織和個人捐贈、資助中醫藥事業。

第 7 條

國家發展中醫藥教育，建立適應中醫藥事業發展需要、規模適宜、結構合理、形式多樣的中醫藥教育體系，培養中醫藥人才。

第 8 條

國家支持中醫藥科學研究和技術開發，鼓勵中醫藥科學技術創新，推廣應用中醫藥科學技術成果，保護中醫藥知識產權，提高中醫藥科學技術水平。

第 9 條

國家支持中醫藥對外交流與合作，促進中醫藥的國際傳播和應用。

第 10 條

對在中醫藥事業中做出突出貢獻的組織和個人，按照國家有關規定給予表彰、獎勵。

第二章　中醫藥服務

第 11 條

縣級以上人民政府應當將中醫醫療機構建設納入醫療機構設置規劃，舉辦規模適宜的中醫醫療機構，扶持有中醫藥特色和優勢的醫療機構發展。

合併、撤銷政府舉辦的中醫醫療機構或者改變其中醫醫療性質，應當徵求

上一級人民政府中醫藥主管部門的意見。

第 12 條

政府舉辦的綜合醫院、婦幼保健機構和有條件的專科醫院、社區衛生服務中心、鄉鎮衛生院，應當設置中醫藥科室。

縣級以上人民政府應當採取措施，增強社區衛生服務站和村衛生室提供中醫藥服務的能力。

第 13 條

國家支持社會力量舉辦中醫醫療機構。

社會力量舉辦的中醫醫療機構在准入、執業、基本醫療保險、科研教學、醫務人員職稱評定等方面享有與政府舉辦的中醫醫療機構同等的權利。

第 14 條

舉辦中醫醫療機構應當按照國家有關醫療機構管理的規定辦理審批手續，並遵守醫療機構管理的有關規定。

舉辦中醫診所的，將診所的名稱、地址、診療範圍、人員配備情況等報所在地縣級人民政府中醫藥主管部門備案後即可開展執業活動。中醫診所應當將本診所的診療範圍、中醫醫師的姓名及其執業範圍在診所的明顯位置公示，不得超出備案範圍開展醫療活動。具體辦法由國務院中醫藥主管部門擬訂，報國務院衛生行政部門審核、發布。

第 15 條

從事中醫醫療活動的人員應當依照《中華人民共和國執業醫師法》的規定，通過中醫醫師資格考試取得中醫醫師資格，並進行執業註冊。中醫醫師資格考試的內容應當體現中醫藥特點。

以師承方式學習中醫或者經多年實踐，醫術確有專長的人員，由至少兩名中醫醫師推薦，經省、自治區、直轄市人民政府中醫藥主管部門組織實踐技能和效果考核合格後，即可取得中醫醫師資格；按照考核內容進行執業註冊後，

即可在註冊的執業範圍內，以個人開業的方式或者在醫療機構內從事中醫醫療活動。國務院中醫藥主管部門應當根據中醫藥技術方法的安全風險擬訂本款規定人員的分類考核辦法，報國務院衛生行政部門審核、發布。

第 16 條

中醫醫療機構配備醫務人員應當以中醫藥專業技術人員為主，主要提供中醫藥服務；經考試取得醫師資格的中醫醫師按照國家有關規定，經培訓、考核合格後，可以在執業活動中採用與其專業相關的現代科學技術方法。在醫療活動中採用現代科學技術方法的，應當有利於保持和發揮中醫藥特色和優勢。

社區衛生服務中心、鄉鎮衛生院、社區衛生服務站以及有條件的村衛生室應當合理配備中醫藥專業技術人員，並運用和推廣適宜的中醫藥技術方法。

第 17 條

開展中醫藥服務，應當以中醫藥理論為指導，運用中醫藥技術方法，並符合國務院中醫藥主管部門制定的中醫藥服務基本要求。

第 18 條

縣級以上人民政府應當發展中醫藥預防、保健服務，並按照國家有關規定將其納入基本公共衛生服務項目統籌實施。

縣級以上人民政府應當發揮中醫藥在突發公共衛生事件應急工作中的作用，加強中醫藥應急物資、設備、設施、技術與人才資源儲備。

醫療衛生機構應當在疾病預防與控制中積極運用中醫藥理論和技術方法。

第 19 條

醫療機構發布中醫醫療廣告，應當經所在地省、自治區、直轄市人民政府中醫藥主管部門審查批准；未經審查批准，不得發布。發布的中醫醫療廣告內容應當與經審查批准的內容相符合，並符合《中華人民共和國廣告法》的有關規定。

第 20 條

縣級以上人民政府中醫藥主管部門應當加強對中醫藥服務的監督檢查，並將下列事項作爲監督檢查的重點：

㈠中醫醫療機構、中醫醫師是否超出規定的範圍開展醫療活動；

㈡開展中醫藥服務是否符合國務院中醫藥主管部門制定的中醫藥服務基本要求；

㈢中醫醫療廣告發布行爲是否符合本法的規定。

中醫藥主管部門依法開展監督檢查，有關單位和個人應當予以配合，不得拒絕或者阻撓。

第三章　中藥保護與發展

第 21 條

國家制定中藥材種植養殖、採集、貯存和初加工的技術規範、標準，加強對中藥材生產流通全過程的品質監督管理，保障中藥材品質安全。

第 22 條

國家鼓勵發展中藥材規範化種植養殖，嚴格管理農藥、肥料等農業投入品的使用，禁止在中藥材種植過程中使用劇毒、高毒農藥，支持中藥材良種繁育，提高中藥材品質。

第 23 條

國家建立道地中藥材評價體系，支持道地中藥材品種選育，扶持道地中藥材生產基地建設，加強道地中藥材生產基地生態環境保護，鼓勵採取地理標誌產品保護等措施保護道地中藥材。

前款所稱道地中藥材，是指經過中醫臨床長期應用優選出來的，產在特定地域，與其他地區所產同種中藥材相比，品質和療效更好，且品質穩定，具有較高知名度的中藥材。

第 24 條

國務院藥品監督管理部門應當組織並加強對中藥材品質的監測，定期向社會公布監測結果。國務院有關部門應當協助做好中藥材品質監測有關工作。

採集、貯存中藥材以及對中藥材進行初加工，應當符合國家有關技術規範、標準和管理規定。

國家鼓勵發展中藥材現代流通體系，提高中藥材包裝、倉儲等技術水準，建立中藥材流通追溯體系。藥品生產企業購進中藥材應當建立進貨查驗記錄制度。中藥材經營者應當建立進貨查驗和購銷記錄制度，並標明中藥材產地。

第 25 條

國家保護藥用野生動植物資源，對藥用野生動植物資源實行動態監測和定期普查，建立藥用野生動植物資源種質基因庫，鼓勵發展人工種植養殖，支持依法開展珍貴、瀕危藥用野生動植物的保護、繁育及其相關研究。

第 26 條

在村醫療機構執業的中醫醫師、具備中藥材知識和識別能力的鄉村醫生，按照國家有關規定可以自種、自垛地產中藥材並在其執業活動中使用。

第 27 條

國家保護中藥飲片傳統炮製技術和工藝，支持應用傳統工藝炮製中藥飲片，鼓勵運用現代科學技術開展中藥飲片炮製技術研究。

第 28 條

對市場上沒有供應的中藥飲片，醫療機構可以根據本醫療機構醫師處方的需要，在本醫療機構內炮製、使用。醫療機構應當遵守中藥飲片炮製的有關規定，對其炮製的中藥飲片的品質負責，保證藥品安全。醫療機構炮製中藥飲片，應當向所在地設區的市級人民政府藥品監督管理部門備案。

根據臨床用藥需要，醫療機構可以憑本醫療機構醫師的處方對中藥飲片進行再加工。

第 29 條

國家鼓勵和支持中藥新藥的研製和生產。

國家保護傳統中藥加工技術和工藝，支持傳統劑型中成藥的生產，鼓勵運用現代科學技術研究開發傳統中成藥。

第 30 條

生產符合國家規定條件的來源於古代經典名方的中藥複方製劑，在申請藥品批准文號時，可以僅提供非臨床安全性研究資料。具體管理辦法由國務院藥品監督管理部門會同中醫藥主管部門制定。

前款所稱古代經典名方，是指至今仍廣泛應用、療效確切、具有明顯特色與優勢的古代中醫典籍所記載的方劑。具體目錄由國務院中醫藥主管部門會同藥品監督管理部門制定。

第 31 條

國家鼓勵醫療機構根據本醫療機構臨床用藥需要配製和使用中藥製劑，支持應用傳統工藝配製中藥製劑，支持以中藥製劑為基礎研製中藥新藥。

醫療機構配製中藥製劑，應當依照《中華人民共和國藥品管理法》的規定取得醫療機構製劑許可證，或者委託取得藥品生產許可證的藥品生產企業、取得醫療機構製劑許可證的其他醫療機構配製中藥製劑。委託配製中藥製劑，應當向委託方所在地省、自治區、直轄市人民政府藥品監督管理部門備案。

醫療機構對其配製的中藥製劑的品質負責；委託配製中藥製劑的，委託方和受託方對所配製的中藥製劑的品質分別承擔相應責任。

第 32 條

醫療機構配製的中藥製劑品種，應當依法取得製劑批准文號。但是，僅應用傳統工藝配製的中藥製劑品種，向醫療機構所在地省、自治區、直轄市人民政府藥品監督管理部門備案後即可配製，不需要取得製劑批准文號。

醫療機構應當加強對備案的中藥製劑品種的不良反應監測，並按照國家有

關規定進行報告。藥品監督管理部門應當加強對備案的中藥製劑品種配製、使用的監督檢查。

第四章　中醫藥人才培養

第 33 條

中醫藥教育應當遵循中醫藥人才成長規律，以中醫藥內容爲主，體現中醫藥文化特色，注重中醫藥經典理論和中醫藥臨床實踐、現代教育方式和傳統教育方式相結合。

第 34 條

國家完善中醫藥學校教育體系，支持專門實施中醫藥教育的高等學校、中等職業學校和其他教育機構的發展。

中醫藥學校教育的培養目標、修業年限、教學形式、教學內容、教學評價及學術水準評價標準等，應當體現中醫藥學科特色，符合中醫藥學科發展規律。

第 35 條

國家發展中醫藥師承教育，支持有豐富臨床經驗和技術專長的中醫醫師、中藥專業技術人員在執業、業務活動中帶徒授業，傳授中醫藥理論和技術方法，培養中醫藥專業技術人員。

第 36 條

國家加強對中醫醫師和城鄉基層中醫藥專業技術人員的培養和培訓。

國家發展中西醫結合教育，培養高層次的中西醫結合人才。

第 37 條

縣級以上地方人民政府中醫藥主管部門應當組織開展中醫藥繼續教育，加強對醫務人員，特別是城鄉基層醫務人員中醫藥基本知識和技能的培訓。

中醫藥專業技術人員應當按照規定參加繼續教育，所在機構應當爲其接受

繼續教育創造條件。

第五章　中醫藥科學研究

第 38 條

國家鼓勵科研機構、高等學校、醫療機構和藥品生產企業等，運用現代科學技術和傳統中醫藥研究方法，開展中醫藥科學研究，加強中西醫結合研究，促進中醫藥理論和技術方法的繼承和創新。

第 39 條

國家採取措施支持對中醫藥古籍文獻、著名中醫藥專家的學術思想和診療經驗以及民間中醫藥技術方法的整理、研究和利用。

國家鼓勵組織和個人捐獻有科學研究和臨床應用價值的中醫藥文獻、秘方、驗方、診療方法和技術。

第 40 條

國家建立和完善符合中醫藥特點的科學技術創新體系、評價體系和管理體制，推動中醫藥科學技術進步與創新。

第 41 條

國家採取措施，加強對中醫藥基礎理論和辨證論治方法，常見病、多發病、慢性病和重大疑難疾病、重大傳染病的中醫藥防治，以及其他對中醫藥理論和實踐發展有重大促進作用的項目的科學研究。

第六章　中醫藥傳承與文化傳播

第 42 條

對具有重要學術價值的中醫藥理論和技術方法，省級以上人民政府中醫藥主管部門應當組織遴選本行政區域內的中醫藥學術傳承項目和傳承人，並為傳承活動提供必要的條件。傳承人應當開展傳承活動，培養後繼人才，收集整理

並妥善保存相關的學術資料。屬於非物質文化遺產代表性項目的，依照《中華人民共和國非物質文化遺產法》的有關規定開展傳承活動。

第 43 條

國家建立中醫藥傳統知識保護資料庫、保護名錄和保護制度。

中醫藥傳統知識持有人對其持有的中醫藥傳統知識享有傳承使用的權利，對他人獲取、利用其持有的中醫藥傳統知識享有知情同意和利益分享等權利。

國家對經依法認定屬於國家秘密的傳統中藥處方組成和生產工藝實行特殊保護。

第 44 條

國家發展中醫養生保健服務，支持社會力量舉辦規範的中醫養生保健機構。中醫養生保健服務規範、標準由國務院中醫藥主管部門制定。

第 45 條

縣級以上人民政府應當加強中醫藥文化宣傳，普及中醫藥知識，鼓勵組織和個人創作中醫藥文化和科普作品。

第 46 條

開展中醫藥文化宣傳和知識普及活動，應當遵守國家有關規定。任何組織或者個人不得對中醫藥作虛假、誇大宣傳，不得冒用中醫藥名義牟取不正當利益。

廣播、電視、報刊、互聯網等媒體開展中醫藥知識宣傳，應當聘請中醫藥專業技術人員進行。

第七章　保障措施

第 47 條

縣級以上人民政府應當為中醫藥事業發展提供政策支持和條件保障，將中醫藥事業發展經費納入本級財政預算。

縣級以上人民政府及其有關部門制定基本醫療保險支付政策、藥物政策等醫藥衛生政策，應當有中醫藥主管部門參加，注重發揮中醫藥的優勢，支持提供和利用中醫藥服務。

第 48 條

縣級以上人民政府及其有關部門應當按照法定價格管理權限，合理確定中醫醫療服務的收費項目和標準，體現中醫醫療服務成本和專業技術價值。

第 49 條

縣級以上地方人民政府有關部門應當按照國家規定，將符合條件的中醫醫療機構納入基本醫療保險定點醫療機構範圍，將符合條件的中醫診療項目、中藥飲片、中成藥和醫療機構中藥製劑納入基本醫療保險基金支付範圍。

第 50 條

國家加強中醫藥標準體系建設，根據中醫藥特點對需要統一的技術要求制定標準並及時修訂。

中醫藥國家標準、行業標準由國務院有關部門依據職責制定或者修訂，並在其網站上公布，供公眾免費查閱。

國家推動建立中醫藥國際標準體系。

第 51 條

開展法律、行政法規規定的與中醫藥有關的評審、評估、鑑定活動，應當成立中醫藥評審、評估、鑑定的專門組織，或者有中醫藥專家參加。

第 52 條

國家採取措施，加大對少數民族醫藥傳承創新、應用發展和人才培養的扶持力度，加強少數民族醫療機構和醫師隊伍建設，促進和規範少數民族醫藥事業發展。

第八章　法律責任

第 53 條

縣級以上人民政府中醫藥主管部門及其他有關部門未履行本法規定的職責的，由本級人民政府或者上級人民政府有關部門責令改正；情節嚴重的，對直接負責的主管人員和其他直接責任人員，依法給予處分。

第 54 條

違反本法規定，中醫診所超出備案範圍開展醫療活動的，由所在地縣級人民政府中醫藥主管部門責令改正，沒收違法所得，並處一萬元以上三萬元以下罰款；情節嚴重的，責令停止執業活動。

中醫診所被責令停止執業活動的，其直接負責的主管人員自處罰決定作出之日起五年內不得在醫療機構內從事管理工作。醫療機構聘用上述不得從事管理工作的人員從事管理工作的，由原發證部門吊銷執業許可證或者由原備案部門責令停止執業活動。

第 55 條

違反本法規定，經考核取得醫師資格的中醫醫師超出註冊的執業範圍從事醫療活動的，由縣級以上人民政府中醫藥主管部門責令暫停六個月以上一年以下執業活動，並處一萬元以上三萬元以下罰款；情節嚴重的，吊銷執業證書。

第 56 條

違反本法規定，舉辦中醫診所、炮製中藥飲片、委託配製中藥製劑應當備案而未備案，或者備案時提供虛假材料的，由中醫藥主管部門和藥品監督管理部門按照各自職責分工責令改正，沒收違法所得，並處三萬元以下罰款，向社會公告相關資訊；拒不改正的，責令停止執業活動或者責令停止炮製中藥飲片、委託配製中藥製劑活動，其直接責任人員五年內不得從事中醫藥相關活動。

醫療機構應用傳統工藝配製中藥製劑未依照本法規定備案，或者未按照備案材料載明的要求配製中藥製劑的，按生產假藥給予處罰。

第 57 條

違反本法規定，發布的中醫醫療廣告內容與經審查批准的內容不相符的，由原審查部門撤銷該廣告的審查批准文件，一年內不受理該醫療機構的廣告審查申請。

違反本法規定，發布中醫醫療廣告有前款規定以外違法行為的，依照《中華人民共和國廣告法》的規定給予處罰。

第 58 條

違反本法規定，在中藥材種植過程中使用劇毒、高毒農藥的，依照有關法律、法規規定給予處罰；情節嚴重的，可以由公安機關對其直接負責的主管人員和其他直接責任人員處五日以上十五日以下拘留。

第 59 條

違反本法規定，造成人身、財產損害的，依法承擔民事責任；構成犯罪的，依法追究刑事責任。

第九章　附　則

第 60 條

中醫藥的管理，本法未作規定的，適用《中華人民共和國執業醫師法》、《中華人民共和國藥品管理法》等相關法律、行政法規的規定。

軍隊的中醫藥管理，由軍隊衛生主管部門依照本法和軍隊有關規定組織實施。

第 61 條

民族自治地方可以根據《中華人民共和國民族區域自治法》和本法的有關規定，結合實際，制定促進和規範本地方少數民族醫藥事業發展的辦法。

第 62 條

盲人按照國家有關規定取得盲人醫療按摩人員資格的，可以以個人開業的

方式或者在醫療機構內提供醫療按摩服務。

第 63 條

本法自 2017 年 7 月 1 日起施行。

肆

參考文獻

1. 《臺灣常用中藥材炮製實務彙編》，行政院衛生署中醫藥委員會。

2. 《中藥 GMP 飲片廠暨中藥商實務》，行政院衛生署中醫藥委員會。

3. 《臺灣中藥典》第三版，衛生福利部。

4. 《中藥炮製學》，張賢哲、蔡貴花。

5. 《常用中藥之炮製》，顏焜熒。

6. 《現代本草中國藥材學》，戴新民。

5. 《臺灣中藥藥品管理相關法規彙編》，行政院衛生署中醫藥委員會。

6. 《常用中藥炮製彙編》，行政院衛生署中醫藥委員會。

7. 《中藥彩色圖鑑》，行政院衛生署中醫藥委員會。

8. 《臺灣市售易混淆中藥鑑別圖鑑》，衛生福利部。

9. 《易混淆及誤用中藥材鑑別圖鑑》，行政院衛生署食品藥物管理局。

10. 《中醫養生保健指南》，王國強、劉保延編。

11. 《臺灣藥用植物資源名錄》（*The Catalogue of Medicinal Plant Resources in Taiwan*），行政院衛生署中醫藥委員會。

12. 《臺灣原住民族藥用植物彙編》，衛生福利部。

13. 《藥用植物資源之開發與利用》，行政院農業委員會農業試驗所。

14. 《中西藥交互作用參考手冊》，行政院衛生署中醫藥委員會。

15. 《圖解中藥的秘密》，程偉。

16. 《臺灣水生藥用植物圖鑑》，行政院衛生署中醫藥委員會。

17. 《衛生福利部國家藥園植物圖鑑》，衛生福利部。

18. 《常用中藥材別圖鑑》，行政院衛生署中醫藥委員會。

19. 《彩色中藥大典》，劉接寶。

20. 《本草綱目彩色藥圖》（上中下卷），吳進錩。

21. 《彩色生草藥圖譜》（1-6），戴新民。

22. 《原色中國本草藥圖譜》（1、2冊），邱德文、吳家榮、夏同衍。

23. 〈丹參的炮製〉，https://kknews.cc/zh-tw/health/6ke8x9q.html。

24. 《中藥炮製技術指南》，雷國蓮、頓寶生。

25. 《臺灣全民健保中醫用藥分析研究》，張永勳、簡慈美。

26. The Illustrated Chinese Materia Medica Crude and prepared, Kun-ying Yen.

27. 《簡明中藥彙編》，林慧怡。

28. 《中藥炮製學》，賴尚志等。

29. 《簡明中藥鑑別手冊》，衛生福利部。

30. 《中藥的基本知識》，郭昭麟。

31. 互動百科，www.hudong.com。

32. 《中國醫學大辭典》，謝觀。

33. 《彩色常用中藥材鑑別圖鑑》，衛生福利部。

34. 《中華民國中藥典範》，衛生署。

國家圖書館出版品預行編目資料

指標中藥材經典炮製成分與功效差異 / 林
南海編著. -- 初版. -- 臺北市 : 五南,
2021.12
　　面；　公分
　ISBN 978-986-522-072-3(平裝)
　1.中藥炮製 2.中藥材
　414.4　　　　　　　　　109008402

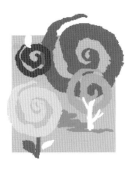

4J34

指標中藥材經典炮製成分與功效差異

編 著 者 — 林南海

發 行 人 — 楊榮川

總 經 理 — 楊士清

總 編 輯 — 楊秀麗

副總編輯 — 王俐文

責任編輯 — 金明芬

封面設計 — 劉好音

出 版 者 — 五南圖書出版股份有限公司

地　　　址：106台北市大安區和平東路二段339號4樓

電　　　話：(02)2705-5066　　傳　　真：(02)2706-6100

網　　　址：https://www.wunan.com.tw

電子郵件：wunan@wunan.com.tw

劃撥帳號：01068953

戶　　　名：五南圖書出版股份有限公司

法律顧問　林勝安律師事務所　林勝安律師

出版日期　2021年12月初版一刷

定　　價　新臺幣1600元